妊娠早期复杂先心病产前超声与显微病理解剖图谱

Atlas of Prenatal Ultrasound and Micropathological Anatomy of Fetal Complex Congenital Heart Disease in First Trimester

主编　杨水华　田晓先　韦红卫
主审　李胜利　罗国阳

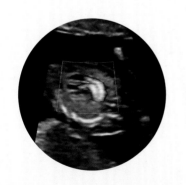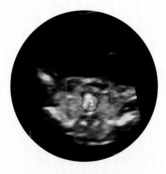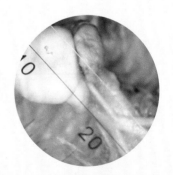

科学出版社

北京

内 容 简 介

　　胎儿复杂先天性心脏病，由于其发生率高，早期筛查难度大，近年来一直是国内外相关领域研究的热点和难点。本书著者们经过数年的研究和探索，在妊娠早期复杂先心病筛查方面积累了大量病例和宝贵经验，并从诸多病例图像中精选了 800 余幅，通过本书呈现给读者。全书共分 6 章，分别从妊娠早期胎儿正常心脏超声检查方法及判断标准、妊娠早期胎儿心脏位置异常、胎儿心脏流入道异常、胎儿心脏流出道异常、主动脉弓异常和胎儿心脏其他异常六个方面，阐述了在 11 至 13⁺⁶ 周胎儿心脏的超声检查手法、各种畸形的病理描述、超声筛查线索和病例解析，部分病例还配有精致的病理解剖图像，帮助读者了解胎儿心脏畸形的病理学知识，更好地理解超声心动图图像大有裨益。

　　本书适合从事产前筛查、产前诊断的产科和超声医师，以及母胎医学相关人员阅读学习和参考。

图书在版编目（CIP）数据

妊娠早期复杂先心病产前超声与显微病理解剖图谱 / 杨水华，田晓先，韦红卫主编. --北京：科学出版社，2020.7
ISBN 978-7-03-065623-0

Ⅰ.①妊…　Ⅱ.①杨…②田…③韦…　Ⅲ.①胎儿疾病－先天性心脏病－超声波诊断②胎儿疾病－先天性心脏病－病理解剖学－图谱　Ⅳ.① R714.53

中国版本图书馆 CIP 数据核字（2020）第 114494 号

责任编辑：郭　威／责任校对：刘　芳
责任印制：赵　博／封面设计：龙　岩

科 学 出 版 社 出版
北京东黄城根北街 16 号
邮政编码：100717
http://www.sciencep.com

北京九天鸿程印刷有限责任公司 印刷
科学出版社发行　各地新华书店经销

*

2020 年 7 月第 一 版　开本：787×1092　1/16
2020 年 7 月第一次印刷　印张：12 1/4
字数：354 000

定价：**142.00** 元
（如有印装质量问题，我社负责调换）

主编简介

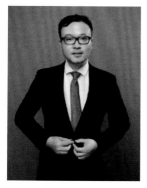

　　杨水华　副主任医师，硕士研究生，广西壮族自治区妇幼保健院厢竹院区超声科副主任。擅长胎儿畸形的产前超声诊断、妊娠早期复杂先心病超声筛查等。获得英国胎儿医学基金协会NT认证，以第一作者发表论文10余篇，其中SCI 4篇、中华医学系列杂志3篇，参编、参译论著3部，主编1部。社会兼职：现任广西超声医学工程学会妇产科专业委员会副主任委员、广西医学会超声分会第八届委员会委员、广西医师协会超声分会委员、广西超声医学工程学会常务理事、中国医学影像技术研究会妇产科超声分会青年委员会委员、中国医药教育协会儿科超声分会委员。

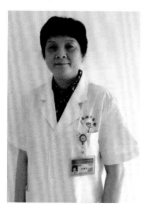

　　田晓先　广西壮族自治区妇幼保健院超声科首席专家，技术顾问，主任医师。多年来致力于妇产科超声临床、教学与科研，在产前及多胎妊娠的超声诊断方面积累了丰富经验。带领团队获得全国妇幼健康科学技术科技成果奖三等奖一项，广西科学技术进步奖、广西医药卫生适宜技术推广奖多项。主持及参与十余项国家和自治区级课题，第一作者或通讯作者发表论文60余篇，其中SCI收录13篇、中华医学会系列杂志收录15篇，参编、参译论著5部。社会兼职：现任中国超声医学工程学会妇产科超声专业委员会常务委员、中国影像医学会妇产科超声专业委员会常务委员、中国医师协会儿科超声医学专业委员会常务委员、中国出生缺陷干预救助基金会产前超声专家委员会委员、中国优生优育协会超声专业委员会委员。

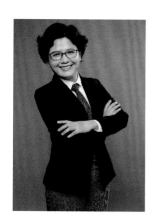

　　韦红卫　主任医师，广西壮族自治区妇幼保健院副院长，广西产科质控中心主任。从事妇产科医疗工作三十余年，致力围产医学/胎儿医学研究，带领团队开展胎儿镜、选择性减胎术、宫内输血等胎儿宫内诊疗技术，团队获得"国家孕产期保健特色专科"、广西胎儿疾病临床医学研究中心、广西临床重点专科、广西妇幼健康重点学科，成为广西产科质控中心挂靠单位等称号。主持及参与课题研究十余项，发表论文50余篇，参编论著3部。现任中华医学会围产分会第九届委员会委员、中华医学会围产分会第八届委员会围产营养与代谢学组委员、中华预防医学会生命早期发育与疾病防控专业委员会第一届委员会常委、中华预防医学会出生缺陷预防与控制专业委员会第二届委员会委员、中国妇幼健康研究会母胎医学专业委员会常委、中国妇幼保健协会双胎妊娠专业委员会常委。

编著者名单

主　编　杨水华　田晓先　韦红卫

副主编　黎新艳　蒋　丽

主　审　李胜利　罗国阳

编著者　（按姓氏笔画排序）

广西壮族自治区妇幼保健院：

韦　慧　韦红卫　龙飞雯　田晓先

刘春鳞　刘萍萍　李雪芹　杨水华

杨玉燕　杨祚建　何　春　何桂丹

沙　燕　张明铭　陆巧锐　林莲恩

罗苏丽　罗艳合　唐艳妮　唐娟松

黄飞雪　梁　艳　梁蒙凤　蒋　丽

覃桂灿　黎新艳　潘平山　潘保星

南方医科大学附属深圳市妇幼保健院：

文华轩

本书由广西壮族自治区妇幼保健院育苗计划和广西医疗卫生适宜技术开发与推广应用项目资助（编号：GXWCH-YMJH-S2018010、S2019032）

序

随着超声诊断设备及超声产前筛查与诊断技术的飞速发展，胎儿畸形超声产前筛查与诊断已经从妊娠中期逐渐前移至妊娠早期。妊娠早期胎儿严重结构畸形的超声产前筛查与诊断在产前诊断中展现出了越来越重要的地位，未来必将发展成为主要的产前筛查与诊断影像学方法。其中严重复杂先天性心脏病作为胎儿出生缺陷的首位，一直是产前诊断研究和探索最多的内容之一。妊娠早期胎儿心脏超声产前筛查与诊断，可将胎儿心脏严重结构畸形的筛查与诊断时间大幅度提前，为产前基因检测和临床咨询提供充足时间，极大减轻了妊娠妇女受到的身心伤害。然而妊娠早期胎儿心脏体积小，目前的超声设备分辨率尚不能完全显示胎儿心脏所有的切面，筛查难度较大，是广大超声医师面临的一个新挑战。

《妊娠早期复杂先心病产前超声与显微病理解剖图谱》是国内外为数不多的妊娠早期胎儿心脏超声产前筛查与诊断的参考书，非常有幸我有机会提前读到此书的样稿，深感编者在先天性心脏病的妊娠早期超声筛查中倾注的大量心血。该书通过对妊娠早期胎儿正常与异常心脏超声检查的大量探索，全面阐述了妊娠早期胎儿心脏超声产前筛查与诊断的新技术、新方法的应用，为妊娠早期胎儿心脏超声产前筛查与诊断的全面开展做出了突出贡献。该书所有的病例都具有完整的病史记录，图片精美，具有代表性，其中还包括许多罕见的病例资料。

该书以产前超声切面图像与显微病理解剖图片相结合的形式呈现，图片和文字相互渗透，使阅读变得直观易懂，轻松且富有趣味性。独特的诊断思路能帮助大家快速抓住诊断的要点。

作为我国首部描述妊娠早期严重复杂先天性心脏病超声产前筛查与诊断的专业著作，该书的出版可为严重复杂先天性心脏病的妊娠早期超声筛查与诊断提供可靠的影像学参考，使胎儿严重复杂先天性心脏病的筛查与诊断时间大幅度提前，是广大妊娠妇女及其家庭的福音。该书不仅适用于产前诊断的超声医师，同样可作为妇产科、母胎医学及产前诊断、产前咨询等相关人员的参考书。

相信该书的出版，将开辟妊娠早期胎儿心脏超声产前筛查与诊断的新篇章，期待以此为契机，推动倒金字塔筛查模式在我国产前超声筛查与诊断的探索与发展。

李胜利 教授

南方医科大学附属深圳市妇幼保健院超声科主任

2020年5月19日于深圳

前　言

　　胎儿严重结构畸形的产前倒金字塔筛查模式已成为业内共识，妊娠早期除测量颈项透明层评估非整倍体风险外，还有机会发现诸多胎儿大体结构异常。复杂先心病可导致胎死宫内，为新生儿死亡的首要原因，且发病率高，妊娠早期筛查难度大，社会影响重大，一直为国内外研究的热点及难点。随着国内二孩政策的开放，高龄妊娠妇女增多，复杂先心病的发生率也随之增加，因此复杂先心病的早期超声筛查显得更为重要。

　　广西壮族自治区妇幼保健院超声科于2015年开始规范的妊娠早期超声检查，至今共检查了5万余例11～13⁺⁶周胎儿，检出先心病胎儿320余例，其中250余例经过中孕早期超声复查，或心脏显微病理解剖证实诊断正确，先心病诊断符合率大于90%，具有较高的准确性。我们从2万余幅超声及显微病理解剖图像中精选820余幅图片，汇编成册，从妊娠早期胎儿心脏位置异常、流入道异常、流出道异常、主动脉弓异常及其他异常方面进行介绍，病例丰富，图片精美，值得广大从事产前超声的同道学习与参考，但由于早期大规模的复杂先心病超声筛查仍处于探索阶段，部分观点存在争议，本书也难免存在疏漏，恳请各位同道指正。

　　本书的编写得到了南方医科大学附属深圳市妇幼保健院超声科主任李胜利教授的支持与鼓励，并进行了细致地审阅与修改，显微病理解剖得到深圳市妇幼保健院文华轩老师的细心指导。感谢美国霍华德大学医学院妇产科系主任罗国阳教授细心的审阅。感谢玉林市妇幼保健院超声科李基增、防城港市妇幼保健院超声科凌方圆、防城港市第一人民医院超声科张峻、百色市妇幼保健院超声科李永康等兄弟单位超声科的大力协作。感谢广西壮族自治区妇幼保健院各级领导在财力及物力上的支持，感谢我院超声科同事的关心及鼓励，感谢我院病理科、母胎医学科、妇科同事的帮助，最后感谢我院科教科的大力协调。

杨水华

2020年5月15日

于广西南宁

目　录

第 1 章

妊娠早期胎儿正常心脏检查方法及判断标准

一、妊娠早期胎儿先天性心脏病超声筛查研究进展

胎儿先天性心脏病（congenital heart disease，CHD，以下简称胎儿先心病）为胎儿主要的结构畸形之一，产前超声筛查胎儿复杂先心病的主要措施为在妊娠18～24周行胎儿结构畸形检查，目前妊娠早期筛查胎儿结构畸形已成为国内外研究的热点，制约开展妊娠早期复杂先心病超声筛查的主要原因为胎儿心脏小，二维及彩色多普勒超声分辨率低，心脏二维结构图像难于显示，彩色多普勒血流束难于分辨，进而无法获得筛查所需要的必要切面。

胚胎期心脏首先为单一的管状结构，8周后心脏各分隔形成，于10周末基本发育完成，用高频超声可以显示其结构，特别是经阴道超声显示更为清楚。近年来，随着超声仪器的发展和医师诊断水平的提高，经阴道超声可以在11周、经腹部超声可以在12周观察胎儿心脏结构，即心脏位置、心轴、左右心房、左右心室、左右房室瓣、房室间隔、主动脉、肺动脉、动脉导管等。妊娠早期主要采用三切面筛查法，即腹部横切面、彩色多普勒四腔心切面（four-chamber view color，4CVC）、彩色多普勒三血管气管切面（three vessels and trachea view color，3VTC），进行胎儿复杂先心病的筛查。随着超声仪器分辨率及血流成像模式的改进，妊娠11～14周胎儿心脏多普勒血流信号有了较好的显示。

Haak 等对 85 例妊娠11～13^{+6}周胎儿行胎儿超声心动图检查，结果显示妊娠13～13^{+6}周是妊娠早期行胎儿超声心动图筛查的最佳时机。Smrcek 等认为妊娠早期经阴道、经腹部或两者结合行胎儿超声心动图筛查在妊娠12周后进行是合理可行的。有研究表明妊娠13周后心脏切面显示率可达100%，故认为妊娠13周是行妊娠早期胎儿心脏结构筛查的最佳时机。

妊娠11～14周可以筛查出胎儿诸多复杂先心病，研究显示有经验的医师对妊娠早期胎儿复杂先心病的检出率高达93.1%，主要表现为四腔心切面异常、三血管气管切面异常，以及四腔心切面及三血管气管切面均异常的复杂先心病，如单心室、二尖瓣闭锁、三尖瓣闭锁、完全型房室间隔缺损、三尖瓣下移畸形、法洛四联症、肺动脉闭锁、永存动脉干、右心室双出口、大动脉转位、主动脉弓缩窄、主动脉弓离断、双主动脉弓、右位主动脉弓、左心发育不良综合征、右心发育不良综合征、肺动脉瓣缺如、主动脉瓣缺如、双动脉瓣缺如等。但部分先心病为进展性疾病，妊娠早期心脏超声筛查可表现正常，如法洛四联症、主动脉弓缩窄、肺动脉狭窄、左心发育不良综合征等，甚至双流入道型单心室彩色多普勒四腔心切面可表现为正常的两束心室血流。

由于妊娠早期胎儿心脏体积较小，有些关键的诊断切面显示率欠佳，从而影响医师判断的准确性，部分复杂先心病到妊娠中晚期才发生心脏结构及血流动力学改变。对于这类先心病，妊娠早期超声筛查切面可正常，且这项检查对病理的诊断要求非常高，因此一些微小的心脏结构异常在妊娠早期超声筛查时常难以被发现，目前国内外专家共识为妊娠早期筛查复杂先心病有必要，但不能替代妊娠中期胎儿超声心动图检查。

二、妊娠早期胎儿正常心脏筛查方法及判断标准

1.常规三切面筛查法

（1）上腹部横切面

1）超声扫查方法：声束通过胎儿上腹部的胃泡、肝横断扫查，可获得上腹部横切面图像。

2）标准切面判断标准：腹部呈圆形或椭圆形，脊柱为横切面，上腹部横切面可见正常胃泡位于左上腹，肝绝大部分位于右上腹。

3）主要观察内容：主要观察胃泡及肝的位置。正常胃泡位于腹腔左侧，肝位于腹腔右侧。

4）异常判断：妊娠早期腹部横切面异常，主要表现为胃泡位置异常，位于右上腹部，或中线偏左侧或右侧，或未显示而位于胸腔等。位于右侧，应考虑完全型或部分型内脏反位，此时合并复杂先

心病的发生率明显增加；位于中线附近，应警惕合并右侧异构综合征的可能；位于胸腔时，应考虑左侧膈疝；当胃泡位置异常合并房室间隔缺损或功能单心室时，应警惕异构综合征的存在，此时彩色多普勒腹部横切面观察下腔静脉有无血流信号，有无腹主动脉与下腔静脉并置，有利于其早期诊断（图1-2-1）。

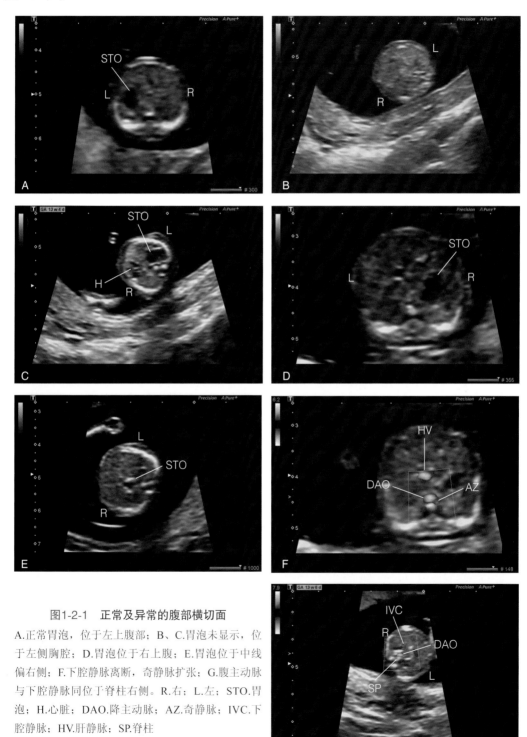

图1-2-1　正常及异常的腹部横切面

A.正常胃泡，位于左上腹部；B、C.胃泡未显示，位于左侧胸腔；D.胃泡位于右上腹；E.胃泡位于中线偏右侧；F.下腔静脉离断，奇静脉扩张；G.腹主动脉与下腔静脉同位于脊柱右侧。R.右；L.左；STO.胃泡；H.心脏；DAO.降主动脉；AZ.奇静脉；IVC.下腔静脉；HV.肝静脉；SP.脊柱

（2）彩色多普勒四腔心切面

1）超声扫查方法：在膈肌稍上方横切胸腔，声束从心尖部进入，即获得心尖四腔心切面，声束从胸骨旁进入时，即获得胸骨旁四腔心切面。

心尖四腔心切面由于声束与室间隔、室壁角度最小，容易产生回声失落伪像，二维结构常难于显示，但声束与心房至心室的血流方向角度最小，多普勒效益最大，心室血流充盈丰满，易外溢，左、右心室血流束分辨率下降；胸骨旁四腔心声束与室间隔、室壁角度最大，声束界面反射最强，二维心脏结构最清晰，但此切面声束与心房至心室的血流方向角度最大，多普勒效益最小，心室血流充盈度弱，左、右心室血流束分辨率高（图1-2-2）。妊娠早期既要左、右心室彩色多普勒充盈，又要提高两心室血流束的分辨率，通常需要获取彩色多普勒斜位四腔心切面（图1-2-3）。

2）标准切面判断标准：心尖指向与胃泡方向一致，彩色多普勒四腔心切面左、右心室见两束对称的血流。妊娠13～14周二维超声常可显示心脏4个腔室，甚至可显示二尖瓣、三尖瓣启闭运动，房室间隔与房室瓣及其形成的"十"字交叉图像。

3）主要观察内容：主要观察心脏位置，心尖指向，心轴，左、右心室血流束大小，房室瓣情况等。

4）异常表现（图1-2-4）：①心脏位置异常；②心脏大小异常；③心室单束血流：包括中央单束血流，左侧单束血流，右侧单束血流；④左、右心室血流束比例异常：包括右心室血流束窄，左心室代偿增宽，以及左心室血流束窄，右心室代偿增宽；⑤"Y"形血流束；⑥三尖瓣中度或重度反流；⑦二尖瓣及三尖瓣反流；⑧共同房室瓣反流。

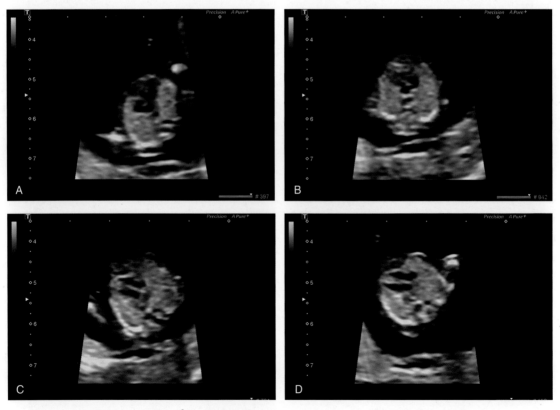

图1-2-2 妊娠12^{+2}周，胎儿头臂长（CRL）为58mm，正常二维四腔心切面

A.心尖四腔心切面，声束与室间隔及室壁的角度最小，界面反射最小，室壁及室间隔易产生回声失落伪像，妊娠早期心脏小，伪像表现更明显；B、C.斜位四腔心切面，随着声束入射角度增大，室间隔及室壁的界面反射增强，二维结构显示逐渐清晰；D.胸骨旁四腔心切面，声束入射角度最大，与室间隔及室壁垂直，界面反射最大，二维结构显示最清晰

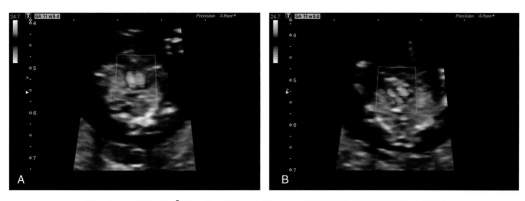

图1-2-3　妊娠11⁺⁵周，胎儿CRL为53mm，正常彩色多普勒四腔心切面

A.彩色多普勒心尖四腔心切面声束与左、右心室血流方向角度最小，多普勒效益最大，两心室血流充盈度最大，但心室两束血流分辨率下降；B.彩色多普勒斜位四腔心切面可见声束与左、右心室血流方向角度增大，多普勒效益逐渐降低，心室血流充盈度减弱，但左、右心室血流束分辨率提高

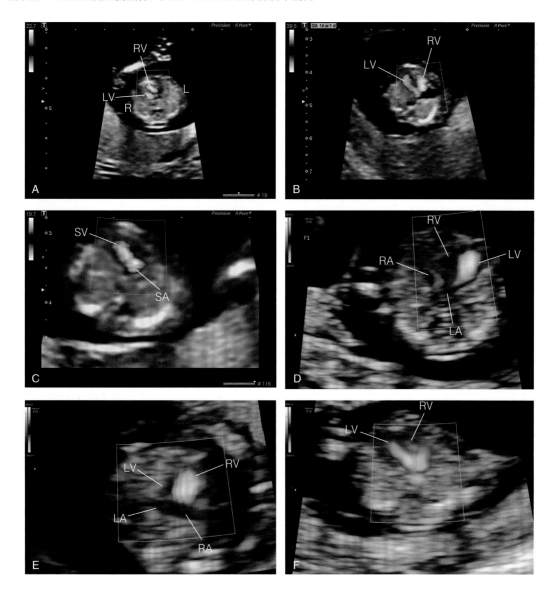

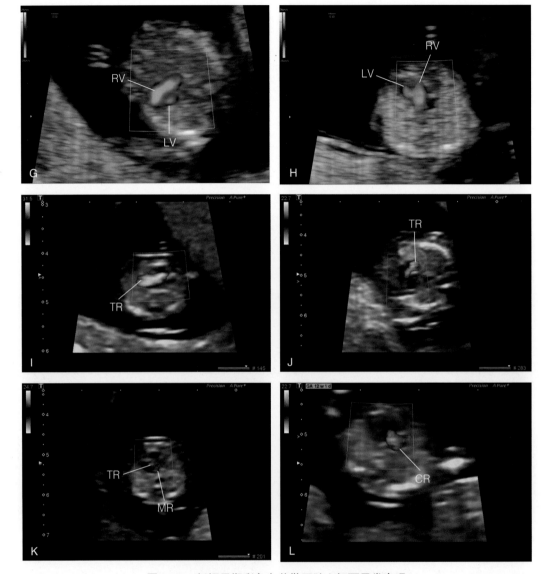

图1-2-4　妊娠早期彩色多普勒四腔心切面异常表现

A.心脏位于右侧胸腔，心尖右指，镜像右位心；B.心脏增大，心胸面积比值为0.39；C.心室中央单束血流；D.左侧心室单束血流；E.右侧心室单束血流；F.右心室血流束明显窄；G.左心室血流束明显窄；H."Y"形血流束；I.收缩期三尖瓣重度反流；J.三尖瓣中度反流；K.二尖瓣及三尖瓣反流；L.共同房室瓣反流。R.右；L.左；LA.左心房；LV.左心室；RA.右心房；RV.右心室；SA.单心房；SV.单心室；TR.三尖瓣反流；MR.二尖瓣反流；CR.共同房室瓣反流

5）当彩色多普勒四腔心切面异常，二维四腔心切面通常可以相互佐证判断，胸骨旁四腔心切面心内二维结构相对清晰（图1-2-5）。图1-2-6为异常的二维四腔心切面。

（3）彩色多普勒三血管气管切面

1）超声扫查方法：在获得彩色多普勒心尖四腔心切面基础上声束平面向胎儿头侧偏斜，即可获得彩色多普勒心尖三血管气管切面，声束与主肺动脉、主动脉弓血流方向夹角最小，多普勒效益最大，血流充盈度好但易外溢，两大动脉血流束分辨率最低；斜位四腔心切面基础上声束平面向胎儿头侧偏

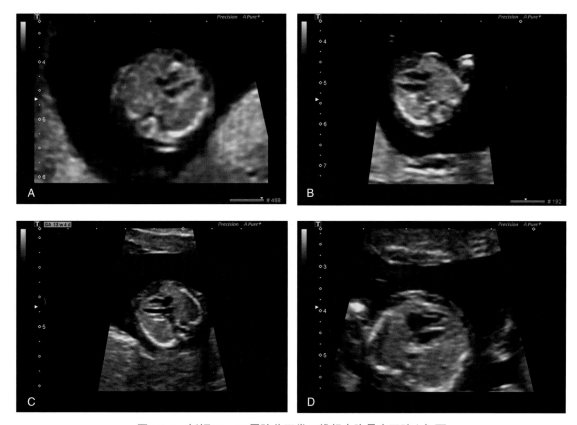

图1-2-5　妊娠11~14周胎儿正常二维超声胸骨旁四腔心切面

A.妊娠11周⁺胸骨旁四腔心切面；B.妊娠12周⁺胸骨旁四腔心切面；C.妊娠13周⁺胸骨旁四腔心切面；D.妊娠14周胸骨旁四腔心切面

斜，即可获得彩色多普勒斜位三血管气管切面，声束与两大动脉血流方向夹角相对较大，多普勒效益降低，血流充盈度下降，但两动脉血流束分辨率提高。彩色多普勒三血管气管切面异常，需要根据实际情况调整声波的入射角度，以达到图像的优化（图1-2-7）。

2）标准切面判断标准：彩色多普勒三血管气管切面从左向右依次显示主肺动脉、主动脉弓和上腔静脉。主肺动脉血流束宽于主动脉弓，主肺动脉与主动脉弓血流束呈"V"形，两者血流方向相同。

3）主要观察内容：主要观察主肺动脉、主动脉弓排列关系，血管数目，血流束宽度及方向，上腔静脉血流速较低，常难于显示。

4）异常表现

A.血流束比例异常：可为肺动脉血流束窄，主动脉血流束窄。

B.单一动脉血流束：心室连接降主动脉的血管为弓型动脉，为单一主动脉弓样血流束，心室连接降主动脉的血管为管型动脉，为单一肺动脉样血流束。

C.血流方向异常：可为肺动脉逆向血流，主动脉弓逆向血流，肺动脉及主动脉弓均逆向血流。

D.正常的"V"形血流束变成"U"形、"O"形、"C"形。

E.上腔静脉血流显示，应警惕上腔静脉回流增多所致的心血管畸形（图1-2-8）。

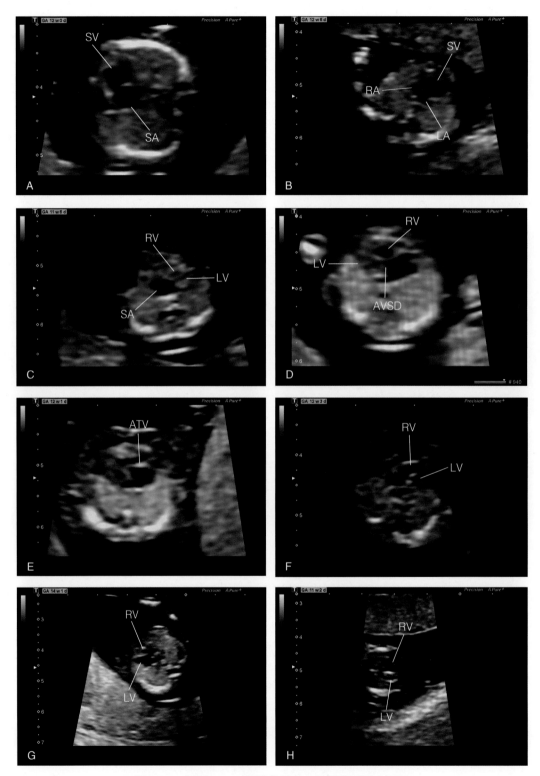

图1-2-6　妊娠11～14周胎儿异常二维超声四腔心切面

A.单心房，单心室；B.单心室；C.单心房；D.完全型房室间隔缺损；E.三尖瓣前瓣冗长；F.左心室发育不良；G.右心室发育不良；H.左心室心内膜弹力性纤维增生症。SA.单心房；SV.单心室；LA.左心房；LV.左心室；RA.右心房；RV.右心室；AVSD.房室间隔缺损；ATV.三尖瓣前瓣

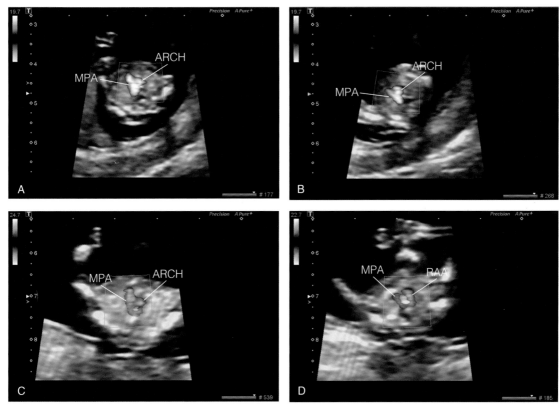

图1-2-7　A、B为妊娠12周，胎儿CRL为55mm，正常彩色多普勒三血管气管切面；C、D为妊娠12⁺⁶周，
CRL为63mm，右位主动脉弓并"U"形血流束

A.彩色多普勒心尖三血管气管切面声束与两大动脉血流方向角度最小，多普勒效益最大，血流充盈度最大；B.斜位三血管气管切面声束与两大动脉血流方向角度增大，多普勒效益减弱，两大动脉血流充盈度下降，但分辨率提高；C.彩色多普勒心尖三血管气管切面未见正常"V"形结构，声束与肺动脉、主动脉弓血流方向角度最小，多普勒效益最大，肺动脉与主动脉弓血流充盈丰满，分辨率下降，影响两者关系的判断；D.斜位三血管气管切面声束方向与肺动脉、主动脉弓血流方向夹角增大，多普勒效益减弱，肺动脉与主动脉弓血流充盈度降低，分辨率提高，呈现可辨认的"U"形血流束，有利于诊断。ARCH.主动脉弓；MPA.主肺动脉；RAA.右侧主动脉弓

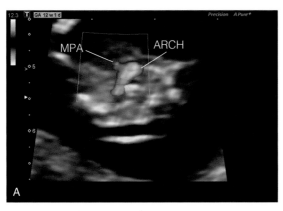

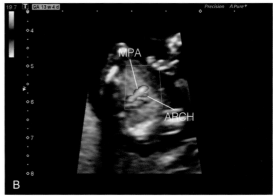

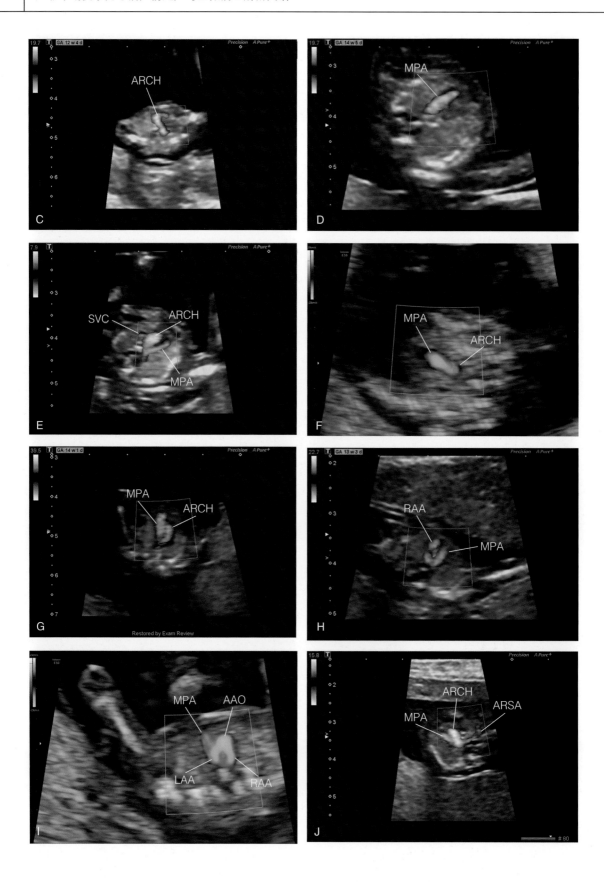

图1-2-8　妊娠早期彩色多普勒三血管气管切面异常表现所见

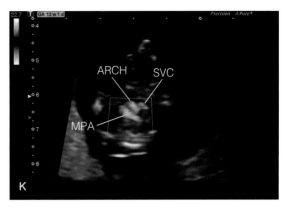

A.主肺动脉血流束窄；B.主动脉血流束窄；C.单一主动脉血流束；D.单一肺动脉血流束；E.肺动脉逆向血流束；F.主动脉逆向血流束；G.主动脉及肺动脉均逆向血流束；H."U"形血流束环；I."O"形血流束环；J."C"形血流束环；K.上腔静脉血流宏大。ARCH.主动脉弓；MPA.主肺动脉；RAA.右侧主动脉弓；LAA.左侧主动脉弓；ARSA.迷走右锁骨下动脉；SVC.上腔静脉；AAO.升主动脉

2.心脏其他切面筛查及判断标准　诸多复杂先心病可在腹部横切面、彩色多普勒四腔心切面及三血管气管切面有异常表现，但如果需要了解更多的心脏结构信息，我们常需要应用妊娠中期心脏筛查的超声切面，如以下常用的三个切面。

（1）左心室流出道切面

1）超声扫查方法：在心尖四腔心切面探头向胎儿头侧轻微偏转，由心脏中央发出与左心室相连的主动脉，可获得心尖左心室流出道切面；在胸骨旁四腔心切面，探头声束平面向胎儿右肩部旋转30°，略向心室前壁倾斜，可获得胸骨旁左心室流出道切面（图1-2-9）。

妊娠早期胎儿心脏小，心尖左心室流出道切面室间隔、室壁及主动脉与声束角度小，界面反射弱，易产生回声失落伪像，但声束与升主动脉血流方向角度最小，多普勒效益最大，升主动脉血流充盈饱满；而胸骨旁左心室流出道切面室间隔、室壁及主动脉与声束几乎垂直，界面反射最大，二维图像最清晰，声束与升主动脉血流方向角度最大，多普勒效益最小，升主动脉血流充盈下降，妊娠早期需灵活应用不同方位的左心室流出道切面。

2）标准切面判断标准：升主动脉前壁与室间隔相连续，了解主动脉与左心室的连接关系。

3）主要观察内容：了解左心室与主动脉连接情况，以及升主动脉径线、主动脉瓣启闭运动及血流情况（图1-2-10）。

（2）右心室流出道切面

1）超声扫查方法：获得左心室流出道后，探头声束平面再向胎儿头侧稍倾斜，即可获得右心室流出道切面；或获得心尖四腔心切面后，探头声束平面向胎儿左肩部旋转30°，略向心室前壁倾斜，可获得心底短轴右心室流出道切面（图1-2-11）。而胸骨旁右心室流出道切面室间隔、室壁及肺动脉与声束角度最大，界面反射最强，二维结构最清晰，且声束与肺动脉血流方向存在一定角度，可产生多普勒效益，因此妊娠早期彩色多普勒胸骨旁右心室流出道切面更有利于诊断。

2）标准切面判断标准：右心室与肺动脉相连接，了解肺动脉径线、肺动脉瓣启闭运动及血流情况。

3）主要观察内容：了解右心室与肺动脉连接情况，右心室流出道情况、肺动脉径线、肺动脉瓣启闭运动及血流情况（图1-2-12）。

（3）主动脉弓长轴切面

1）超声扫查方法：以胎儿脊柱为轴线轻微旋转及摆动探头声束，获取胎儿主动脉弓切面（图1-2-13）。

2）标准切面判断标准：长轴切面主动脉弓与动脉导管易产生部分容积效益，妊娠早期二维超声常难于分辨，彩色多普勒有利于其显示，但易与动脉导管弓血流束相重叠。

3）主要观察内容：主要了解主动脉弓血流束的内径及方向，有无动脉导管逆向血流，根据主动脉弓或动脉导管逆向血流束来推测左、右心系统病变（图1-2-14）。

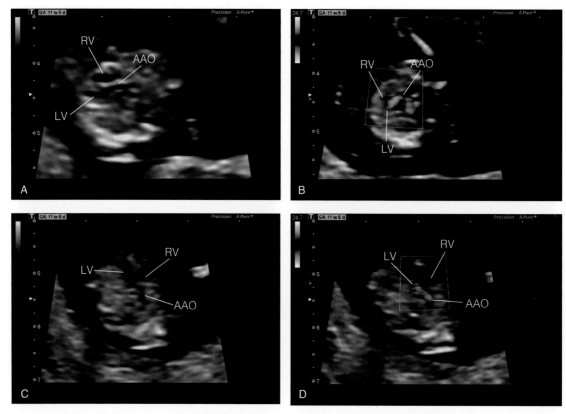

图1-2-9　妊娠11⁺⁵周，胎儿CRL为53mm，正常左心室流出道切面

A、B.胸骨旁左心室流出道切面，声束与室壁、室间隔、主动脉夹角最大，界面反射强，左心室与主动脉连接关系清晰可见，主动脉前向血流可显示；C、D.心尖左心室流出道切面，声束与室壁、室间隔、主动脉夹角最小，界面反射最弱，二维图像显示欠佳，声束与主动脉前向血流方向夹角最小，多普勒效益最大，主动脉前向血流易外溢。LV.左心室；RV.右心室；AAO.升主动脉

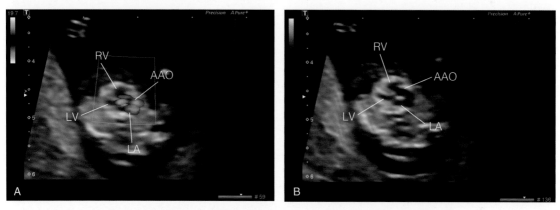

图1-2-10　妊娠12⁺¹周胎儿法洛四联症之异常左心室流出道切面所见

A.彩色多普勒胸骨旁左心室流出道切面见左、右心室血流射入升主动脉；B.二维超声示升主动脉增宽，与室间隔连续性中断，骑跨于室间隔缺损上。LA.左心房；LV.左心室；RV.右心室；AAO.升主动脉

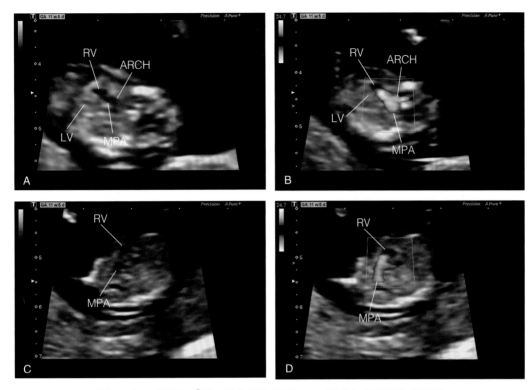

图1-2-11　妊娠11⁺⁵周，胎儿CRL为53mm，正常右心室流出道切面

A、B.胸骨旁右心室流出道切面，声束与室壁、室间隔、肺动脉夹角最大，界面反射强，右心室与肺动脉连接关系清晰可见，肺动脉前向血流可显示；C、D.心底短轴右心室流出道切面，声束与室壁、室间隔、肺动脉的夹角最小，界面反射弱，二维图像显示欠佳，声束与肺动脉前向血流方向夹角最小，多普勒效益最大，肺动脉前向血流易外溢。LV.左心室；RV.右心室；MPA.主肺动脉；ARCH.主动脉弓

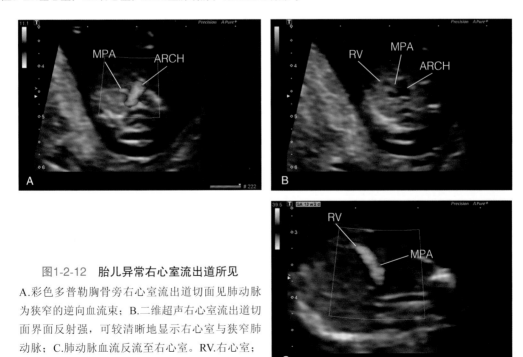

图1-2-12　胎儿异常右心室流出道所见

A.彩色多普勒胸骨旁右心室流出道切面见肺动脉为狭窄的逆向血流束；B.二维超声右心室流出道切面界面反射强，可较清晰地显示右心室与狭窄肺动脉；C.肺动脉血流反流至右心室。RV.右心室；MPA.主肺动脉；ARCH.主动脉弓

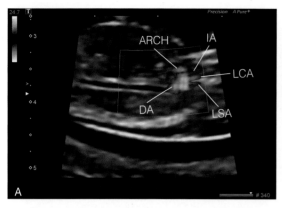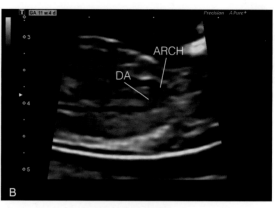

图1-2-13　妊娠11⁺⁴周，胎儿CRL为58mm，正常主动脉弓长轴切面

A.彩色多普勒主动脉弓长轴切面，由于心脏小，声束较厚，可同时显示主动脉弓与动脉导管血流；B.二维超声主动脉弓与动脉导管因部分容积效益伪像，两者融合难于分辨。ARCH.主动脉弓；IA.头臂动脉；LCA.左颈总动脉；LSA.左锁骨下动脉；DA.动脉导管

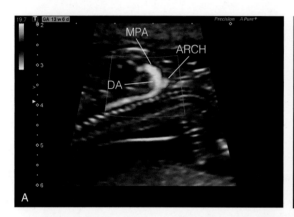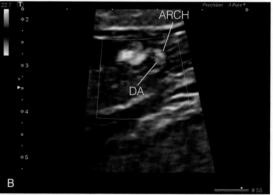

图1-2-14　胎儿异常的主动脉弓长轴切面

A.妊娠13⁺⁶周，胎儿CRL为79mm，主动脉弓发育不良，为逆向血流束，肺动脉及动脉导管血流束增宽；B.妊娠13⁺¹周，胎儿CRL为69mm，肺动脉闭锁，主动脉弓血流束增宽，动脉导管为逆向血流束。ARCH.主动脉弓；MPA.主肺动脉；DA.动脉导管

三、妊娠早期胎儿正常心脏超声切面与显微病理解剖对照图

　　妊娠11～12周的胎儿心脏较小，经腹部二维超声显示困难，彩色多普勒成像有助于对其结构的判断（图1-3-1～图1-3-4）。随着孕周的增加，妊娠13～14周的胎儿心脏二维结构有较清晰的显示，诸多对诊断有价值的关键切面在此孕周范围显示率高，因此，有学者建议妊娠早期筛查复杂先心病的最适合的孕周为13～14周（图1-3-5～图1-3-8）。随着超声仪器的进步，已有研究应用容积超声对妊娠早期心脏结构进行筛查，认为四维超声时间-空间相关成像技术（简称STIC技术）可以显示早孕末期大部分胎儿心脏的标准筛查切面（图1-3-9）。

　　1.妊娠11周胎儿正常心脏超声切面及显微病理解剖对照图　图1-3-1、图1-3-2。

　　2.妊娠12周胎儿正常心脏超声切面及显微病理解剖对照图　图1-3-3、图1-3-4。

　　3.妊娠13周胎儿正常心脏超声切面及显微病理解剖对照图　图1-3-5、图1-3-6。

　　4.妊娠14周胎儿正常心脏超声切面及显微病理解剖对照图　图1-3-7、图1-3-8。

　　5.妊娠早期心脏容积成像　图1-3-9。

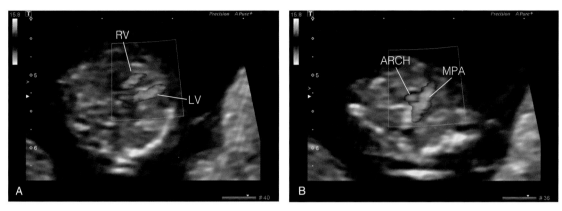

图1-3-1 胎儿CRL为46mm，脑膜脑膨出引产

A.彩色多普勒四腔心切面心室可见两束对称血流；B.三血管气管切面为正常"V"形。LV.左心室；RV.右心室；ARCH.主动脉弓；MPA.主肺动脉

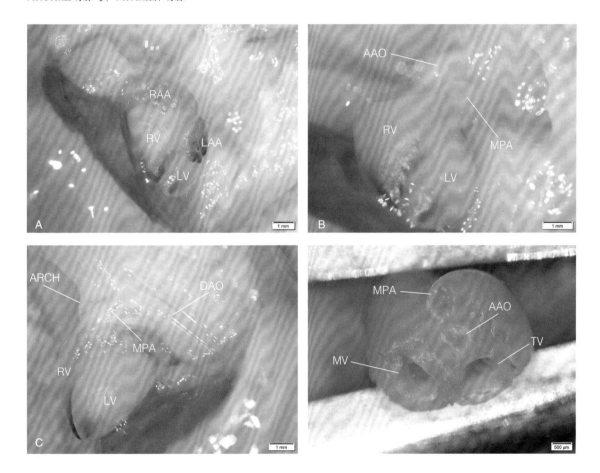

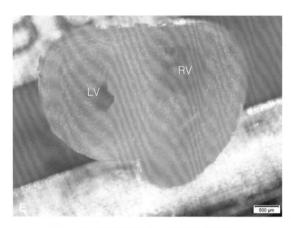

图1-3-2　引产后胎儿心脏病理解剖所见

A.心脏正面观（体视显微镜下放大12倍）；B.主动脉与肺动脉呈交叉关系（体视显微镜下放大15倍）；C.心脏左侧面观（体视显微镜下放大15倍）；D.心底观（体视显微镜下放大20倍）；E.心室短轴观（体视显微镜下放大25倍）。RAA.右心耳；LAA.左心耳；LV.左心室；RV.右心室；AAO.升主动脉；ARCH.主动脉弓；MPA.主肺动脉；DAO.降主动脉；MV.二尖瓣；TV.三尖瓣

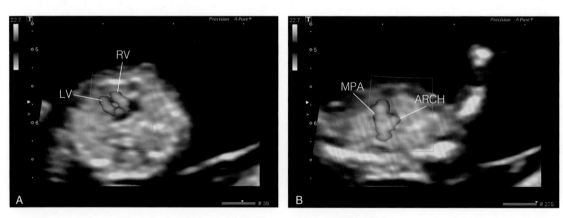

图1-3-3　胎儿CRL为56mm，巨膀胱引产

A.彩色多普勒四腔心切面心室可见两束对称血流；B.三血管气管切面为正常"V"形。LV.左心室；RV.右心室；ARCH.主动脉弓；MPA.主肺动脉

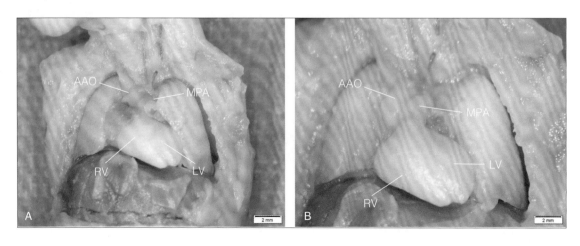

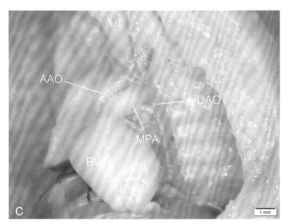
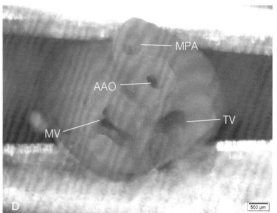
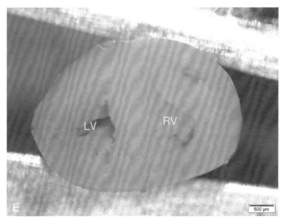

图1-3-4　引产后胎儿心脏病理解剖所见

A.心脏正面观（体视显微镜放大8倍）；B.主动脉与肺动脉呈交叉关系（体视显微镜放大10倍）；C.心脏左侧面观（体视显微镜放大10倍）；D.心底观（体视显微镜放大12倍）；E.心室短轴观（体视显微镜放大15倍）。LV.左心室；RV.右心室；AAO.升主动脉；DAO.降主动脉；MPA.主肺动脉；MV.二尖瓣；TV.三尖瓣

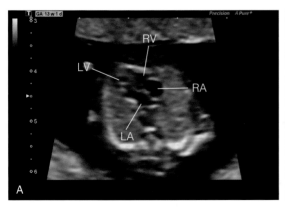
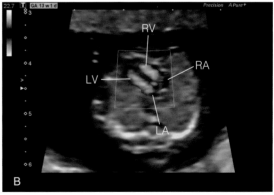

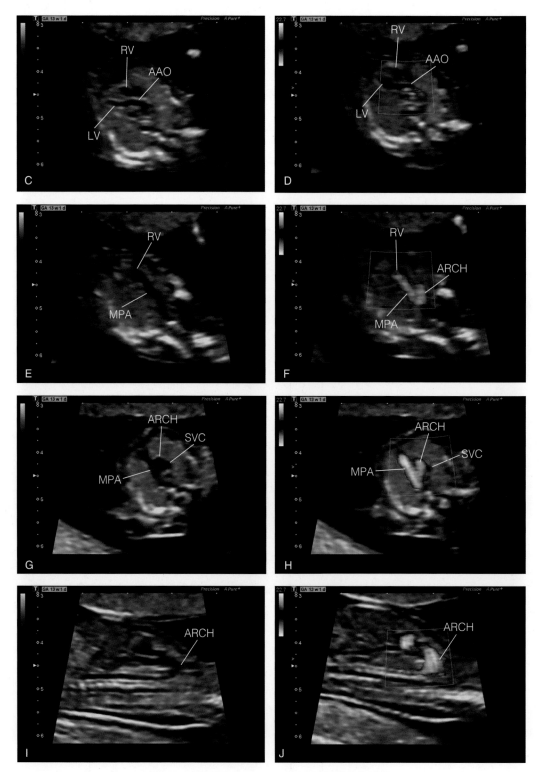

图1-3-5　胎儿CRL为65mm，一侧下肢缺如引产

A.正常四腔心切面；B.彩色多普勒心室可见两束对称血流；C、D.正常左心室流出道切面；E、F.正常右心室流出道切面；G、H.正常三血管气管切面；I、J.正常主动脉弓长轴切面。LA.左心房；LV.左心室；RA.右心房；RV.右心室；AAO.升主动脉；ARCH.主动脉弓；MPA.主肺动脉；SVC.上腔静脉

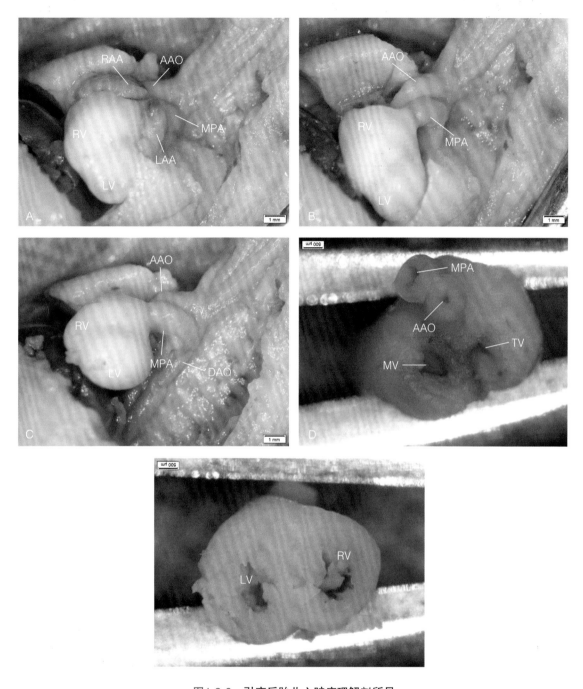

图1-3-6 引产后胎儿心脏病理解剖所见

A.心脏正面观（体视显微镜下放大10倍）；B.主动脉与肺动脉呈交叉关系（体视显微镜下放大10倍）；C.心脏左侧面观（体视显微镜下放大10倍）；D.心底观（体视显微镜下放大12倍）；E.心室短轴观（体视显微镜下放大12倍）。RAA.右心耳；LAA.左心耳；LV.左心室；RV.右心室；AAO.升主动脉；MPA.主肺动脉；DAO.降主动脉；MV.二尖瓣；TV.三尖瓣

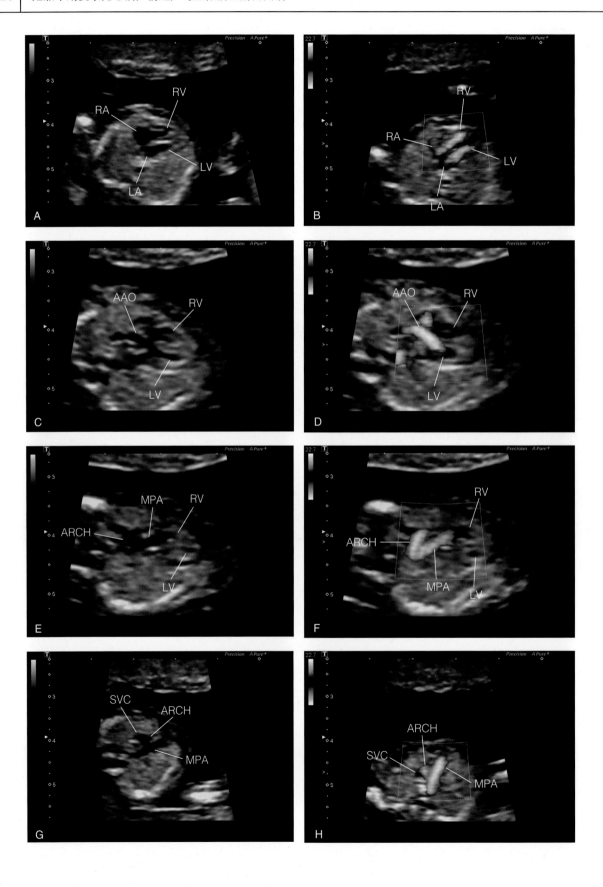

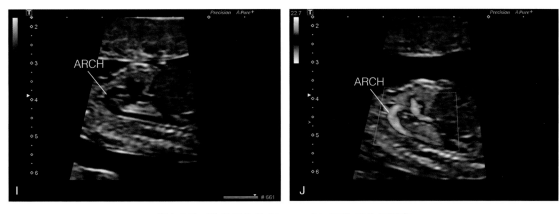

图1-3-7　胎儿CRL为84mm，21-三体综合征引产

A.正常四腔心切面；B.彩色多普勒心室可见两束对称血流；C、D.正常左心室流出道切面；E、F.正常右心室流出道切面；G、H.正常三血管气管切面；I、J.正常主动脉弓长轴切面。LA.左心房；LV.左心室；RA.右心房；RV.右心室；AAO.升主动脉；ARCH.主动脉弓；MPA.主肺动脉；SVC.上腔静脉

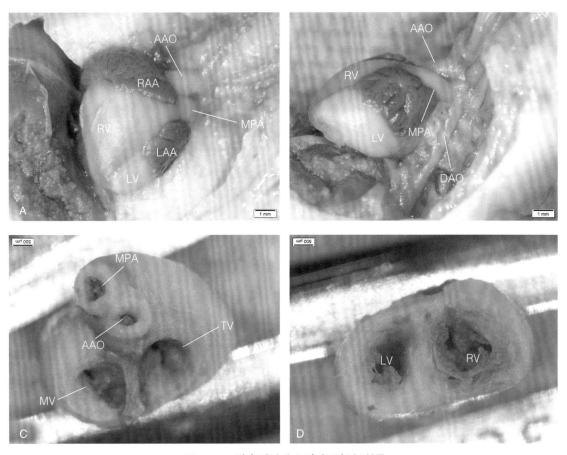

图1-3-8　引产后胎儿心脏病理解剖所见

A.心脏正面观（体视显微镜下放大6.7倍）；B.心脏左侧面观（体视显微镜下放大6.7倍）；C.心底观（体视显微镜下放大6.7倍）；D.心室短轴观（体视显微镜下放大10倍）。RAA.右心耳；LAA.左心耳；LV.左心室；RV.右心室；AAO.升主动脉；DAO.降主动脉；MPA.主肺动脉；MV.二尖瓣；TV.三尖瓣

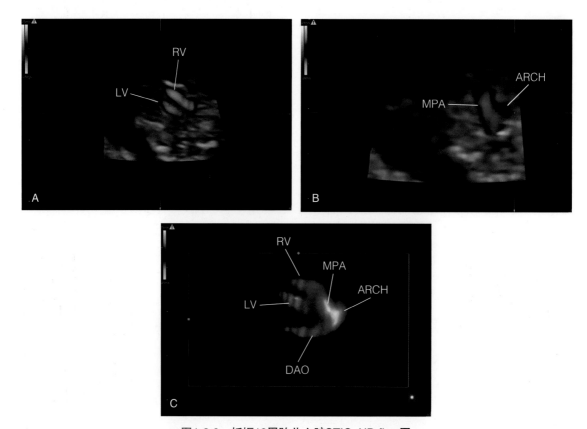

图1-3-9 妊娠12周胎儿心脏STIC-HD flow图

A.采集心脏三维彩色多普勒容积数据，显示四腔心切面心室可见两束对称血流；B.三血管气管切面正常"V"形；C.三维重建后心脏及大动脉彩色多普勒图。LV.左心室；RV.右心室；ARCH.主动脉弓；MPA.主肺动脉；DAO.降主动脉

第 2 章

Chapter 2

妊娠早期胎儿心脏位置异常

一、心脏移位

心脏移位（displacement of heart）是指胸廓、肺或膈肌病变导致纵隔及心脏向对侧或同侧移位，妊娠早期心脏位置异常以右移心常见，主要由左侧膈疝引起。

（一）妊娠早期超声筛查线索

左侧膈疝腹部横切面示，胃泡未见显示，胃泡及肠管疝入左侧胸腔，四腔心切面左侧胸腔内可见胃泡样液性暗区或肠管样高回声，左心房、左心室受压可变小，典型病例妊娠早期容易诊断（病例1），少见肝疝入左侧胸腔（病例2）。

（二）病例介绍

病例1

【病史信息】妊娠妇女，26岁，G2P1，妊娠13⁺⁴周，胎儿CRL为66mm，NT为1.7mm，鼻骨可见，静脉导管正常，彩色多普勒四腔心切面及三血管气管切面正常，左侧膈疝，胃泡疝入左侧胸腔，心脏右移。

【妊娠早期超声】图2-1-1。

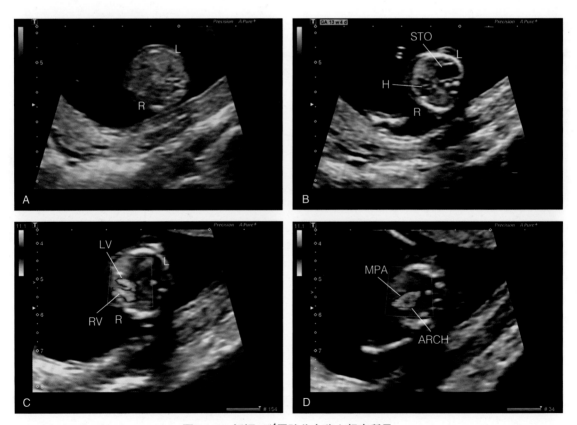

图2-1-1　妊娠13⁺⁴周胎儿右移心超声所见

A.腹围平面胃泡未见显示；B.胃泡位于左侧胸腔，心脏绝大部分位于右侧胸腔，心尖左指；C.彩色多普勒四腔心切面心室可见两束对称血流；D.三血管气管切面为正常"V"形。L.左；R.右；STO.胃；H.心脏；LV.左心室；RV.右心室；MPA.主肺动脉；ARCH.主动脉弓

病例2

【病史信息】妊娠妇女，28岁，G3P1，妊娠13周，胎儿CRL为65mm，NT为4.8mm，鼻骨可见，静脉导管正常，唇腭裂，彩色多普勒四腔心及三血管气管切面正常，左侧膈疝，肝疝入左侧胸腔，心脏右移。

【妊娠早期超声】图2-1-2。

【病理解剖】图2-1-3。

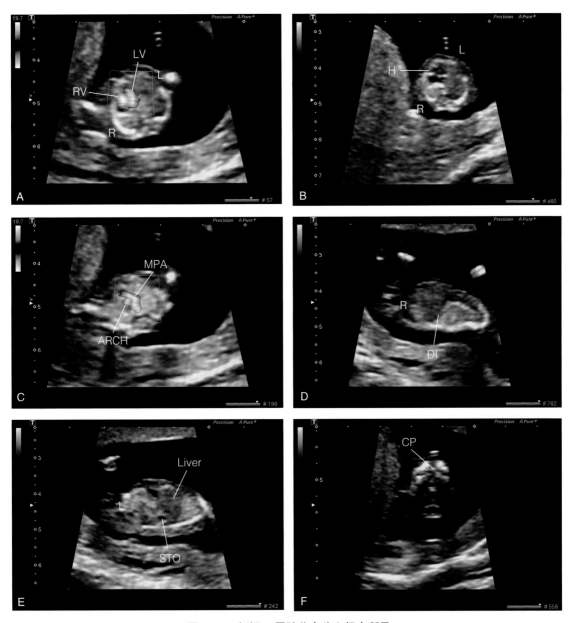

图2-1-2　妊娠13周胎儿右移心超声所见

A.彩色多普勒四腔心切面心室可见两束对称血流；B.心脏绝大部分位于右侧胸腔，心尖左指；C.三血管气管切面为正常"V"形；D.右侧膈肌位置正常；E.肝左叶疝入左侧胸腔；F.腭裂。L.左；R.右；STO.胃；H.心脏；LV.左心室；RV.右心室；DI.膈肌；Liver.肝；MPA.主肺动脉；ARCH.主动脉弓；CP.腭裂

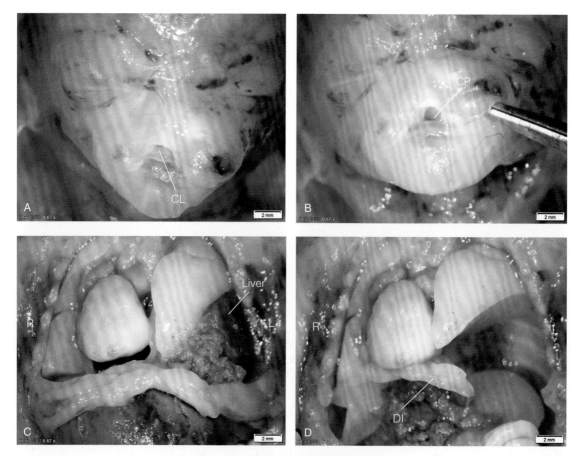

图2-1-3　妊娠14周胎儿病理解剖所见

A.右侧唇裂；B.右侧腭裂；C.肝左叶疝入左侧胸腔，心脏右移；D.左侧膈肌几乎完全缺失（A~D均为体视显微镜下放大6.7倍）。R.右；L.左；CL.唇裂；CP.腭裂；DI.膈肌；Liver.肝

二、右旋心

右旋心（dextroversion）是指心脏位于右侧胸腔，心轴指向右，心房正位，绝大多数心室右襻，极少左襻，常合并矫正型大动脉转位，右心室双出口等。

（一）妊娠早期超声筛查线索

妊娠早期腹部横切面胃泡位置正常，位于左上腹，心脏位于右侧胸腔，心尖右指，彩色多普勒四腔心切面及三血管气管切面可正常（见"病例介绍"），合并大动脉异常时三血管气管切面常异常，确诊常需要在妊娠中期进行复查（详见"大动脉转位"的"病例1"）。

（二）病例介绍

【病史信息】妊娠妇女，35岁，G2P1，妊娠12^{+2}周，胎儿CRL为60mm，NT为1.3mm，鼻骨可见，静脉导管正常，胃泡位于左上腹，心脏位于右侧胸腔，彩色多普勒四腔心及三血管气管切面正常，妊娠16^{+6}周复查考虑右旋心。

【妊娠早期超声】图2-2-1。

【妊娠中期超声】图2-2-2。

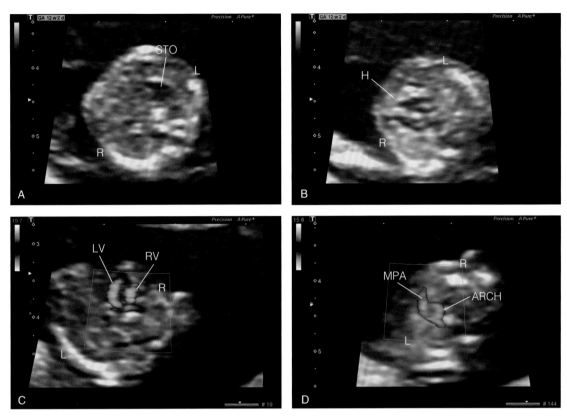

图2-2-1　妊娠12⁺²周胎儿右旋心超声所见

A.胃泡位于左上腹；B.心脏绝大部分位于右侧胸腔，心尖右指；C.彩色多普勒四腔心切面心室可见两束对称血流；D.三血管气管切面为正常"V"形。L.左；R.右；STO.胃；H.心脏；LV.左心室；RV.右心室；MPA.主肺动脉；ARCH.主动脉弓

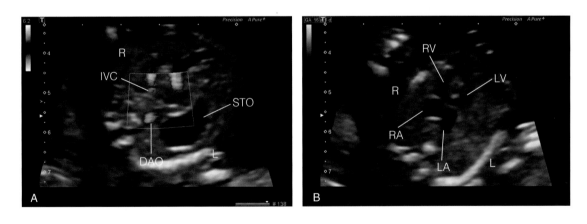

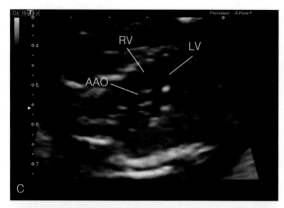

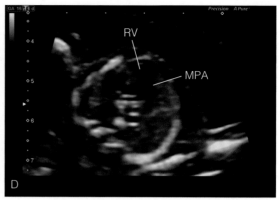

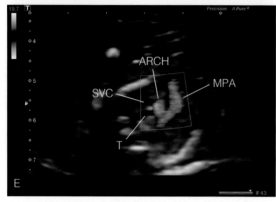

图2-2-2　妊娠16⁺⁶周复查超声所见

A.胃泡位于左上腹；B.心脏绝大部分位于右侧胸腔，心尖右指，心房正位，心室右襻，房室连接一致；C.主动脉与左心室相连；D.肺动脉与右心室相连；E.三血管气管切面为正常"V"形。L.左；R.右；STO.胃；IVC.下腔静脉；DAO.降主动脉；LA.左心房；LV.左心室；RA.右心房；RV.右心室；AAO.升主动脉；MPA.主肺动脉；ARCH.主动脉弓；SVC.上腔静脉；T.气管

三、镜像右位心

镜像右位心（mirror image dextrocardia）是指心脏位于右侧胸腔，心房、心室及大血管的位置如同正常心脏的镜像位置，表现为心房反位，心室左襻。镜像右位心常伴内脏反位，少数位置正常。

（一）妊娠早期超声筛查线索

妊娠早期腹部横切面示胃泡及心脏位于右侧，心尖右指，四腔心切面及三血管气管切面常正常，早期对胎位判断不准确容易产生漏诊（见"病例介绍"）。

（二）病例介绍

【病史信息】妊娠妇女，29岁，G2P0，妊娠14周，胎儿CRL为84mm，NT为2.3mm，鼻骨可见，静脉导管正常，染色体及微阵列检测未见异常，胃泡及心脏均位于右侧，彩色多普勒四腔心切面及三血管气管切面正常，考虑镜像右位心。

【妊娠早期超声】图2-3-1。

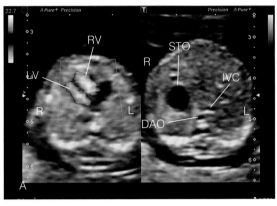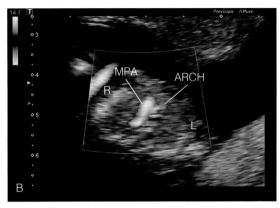

图2-3-1　妊娠14周胎儿镜像右位心超声所见

A.心脏及胃泡均位于右侧,心尖右指,彩色多普勒四腔心切面可见两束对称血流,腹主动脉位于右侧,下腔静脉位于腹主动脉左前方;B.三血管气管切面为正常"V"形。L.左;R.右;STO.胃;DAO.降主动脉;IVC.下腔静脉;LV.左心室;RV.右心室;MPA.主肺动脉;ARCH.主动脉弓

四、中位心

中位心(mesocardia)是心房与心室连线指向正前方,心房、心室的空间位置关系可正常或异常,房室连接可一致或不一致,房室连接不一致时应注意心脏大动脉畸形。

（一）妊娠早期超声筛查线索

1.孤立性的中位心彩色多普勒四腔心切面心室血流束指向正前方,三血管气管切面"V"形接近中线附近(见"病例介绍")。

2.心房、心室的空间位置关系早期难于分辨,胃泡位置可以间接推断出心房位置关系。合并心内或大动脉异常时,相关切面可表现为异常。

（二）病例介绍

【病史信息】妊娠妇女,38岁,G3P1,妊娠13^{+1}周,胎儿CRL为70mm,NT为2.7mm,鼻骨可见,静脉导管正常,唇腭裂,右手形态异常,胃泡位于左上腹,心脏位于胸骨后方,心尖指向正前方,彩色多普勒四腔心切面及三血管气管切面未见异常,考虑中位心,染色体及微阵列检测未见异常。

【妊娠早期超声】图2-4-1。

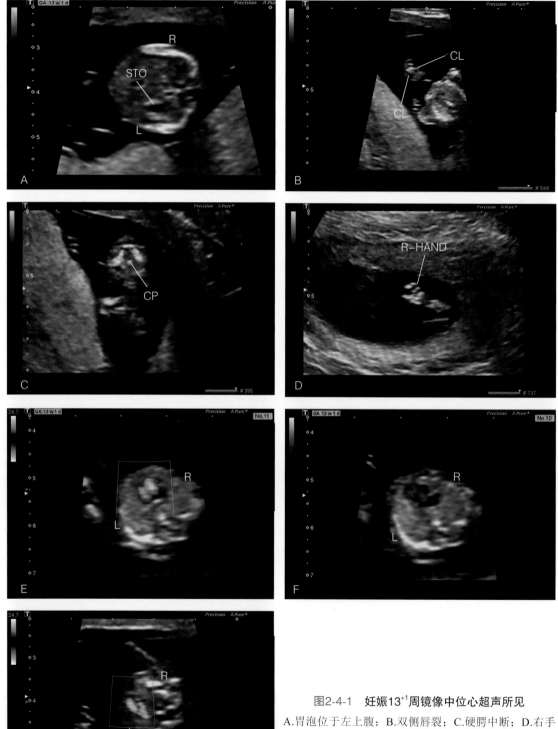

图2-4-1　妊娠13⁺¹周镜像中位心超声所见

A.胃泡位于左上腹；B.双侧唇裂；C.硬腭中断；D.右手形态异常；E.彩色多普勒四腔心切面心室血流束指向正前方；F.二维超声心尖指向正前方；G.三血管气管切面"V"形接近中线附近。L.左；R.右；STO.胃；CL.唇裂；CP.腭裂；R-HAND.右手

五、心脏外翻

心脏外翻（ectopia cordis）是指胸骨及胸壁组织缺损，心脏完全或部分位于胸腔外，预后取决于有无合并心内外结构畸形，Cantrell五联征可表现为心脏外翻及高位脐膨出，应注意两者之间的鉴别。

（一）妊娠早期超声筛查线索

完全外翻可显示胸壁缺损，心脏完全位于胸腔外，早期超声容易诊断（病例1）。

部分外翻仅部分心脏位于体外，外翻部分较少时早期观察相对前者困难，四腔心切面心尖指向前方，心动周期内可见心尖外凸（病例2）。

（二）病例介绍

病例1

【病史信息】妊娠妇女，29岁，G2P1，妊娠12^{+3}周，胎儿CRL为52mm，NT为1.5mm，鼻骨可显示，静脉导管正常，露脑畸形，心脏完全位于体外，四腔心切面及三血管气管切面可显示，超声诊断为完全心脏外翻。

【妊娠早期超声】图2-5-1。

【病理解剖】图2-5-2。

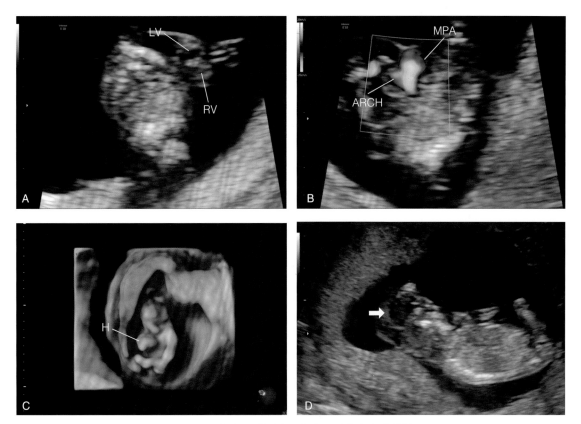

图2-5-1　妊娠12^{+3}周胎儿完全心脏外翻超声所见

A.胸壁连续性中断，心脏位于体外，四腔心切面左、右心室可显示；B.三血管气管切面为正常"V"形；C.三维超声直观地显示心脏与胎儿整体的关系；D.箭头所指为颅骨光环缺失，脑组织裸露于羊水中。LV.左心室；RV.右心室；ARCH.主动脉弓；MPA.主肺动脉；H.心脏

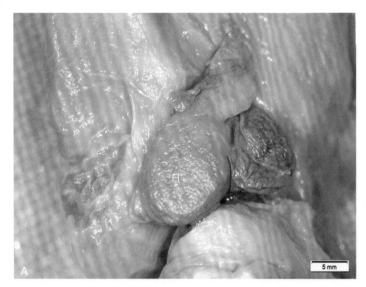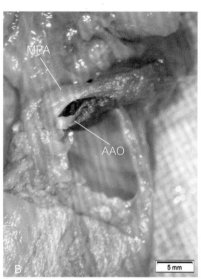

图2-5-2 妊娠13周引产后胎儿心脏病理解剖所见

A.心脏位于体外（体视显微镜下放大6.7倍）；B.两动脉连接关系正常（体视显微镜下放大8倍）。H.心脏；AAO.升主动脉；MPA.主肺动脉

病例2

【病史信息】妊娠妇女，26岁，G3P2，妊娠13^{+6}周，胎儿CRL为83mm，NT为4.3mm，鼻骨可显示，静脉导管正常，彩色多普勒四腔心切面及三血管气管切面正常，心尖指向正前方，染色体及微阵列检测正常。妊娠23周复查，诊断为部分心脏外翻、室间隔缺损。

【妊娠早期超声】图2-5-3。

【妊娠中期超声】图2-5-4。

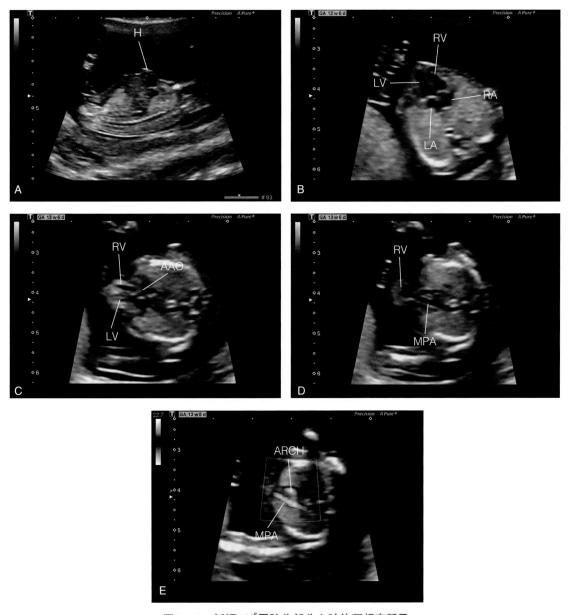

图2-5-3　妊娠13⁺⁶周胎儿部分心脏外翻超声所见

A.矢状面心尖外凸；B.四腔心切面心尖指向前方，心尖外凸；C.左心室流出道切面正常；D.右心室流出道切面正常；E.彩色多普勒三血管气管切面为正常 "V" 形。H.心脏；LA.左心房；LV.左心室；RA.右心房；RV.右心室；AAO.升主动脉；ARCH.主动脉弓；MPA.主肺动脉

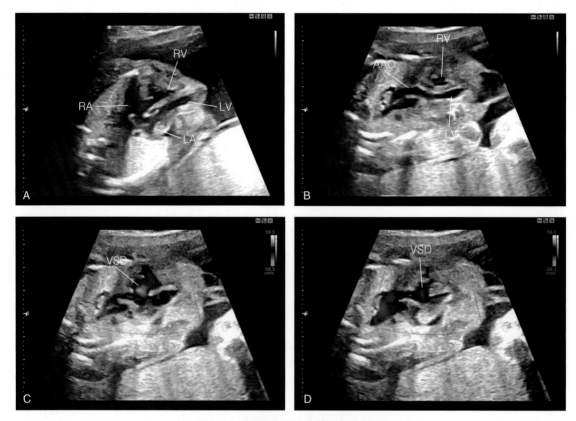

图2-5-4　妊娠23周胎儿复查超声所见

A.四腔心切面心尖指向前方，心尖外凸；B.左心室流出道切面正常；C、D.彩色多普勒左心室流出道切面室间隔上端见双向过隔分流。LA.左心房；LV.左心室；RA.右心房；RV.右心室；AAO.升主动脉；VSD.室间隔缺损

第 3 章

Chapter 3

妊娠早期胎儿心脏流入
道异常

一、单心室

单心室（single ventricle，SV）在活产儿中发病率约为1/6500，约占先心病的1.5%，心室接受来自二尖瓣和三尖瓣两者或共同房室瓣的血液。根据主心室形态可将单心室分三型：左心室型、右心室型及中间型；根据房室瓣与心室连接关系分为单流入道型、共同流入道型及双流入道型。单心室常合并肺动脉狭窄、主动脉弓离断、单心房等。

（一）妊娠早期超声筛查线索

彩色多普勒四腔心切面从心房至心室常仅见一束血流，根据房室瓣与心室连接关系，血流束可位于心室中央（病例1），也可位于心室左侧或右侧（病例2、病例3），双流入道型单心室可见两束血流，易漏诊，通常需要经阴道超声加以判断（病例4）。

单心室可合并诸多其他复杂心脏畸形，妊娠早期常难于鉴别（病例5）。

多种先心病在妊娠早期心室为单一血流束，如二尖瓣闭锁、三尖瓣闭锁、巨大的室间隔缺损、完全型房室间隔缺损等，高分辨率超声有助于其在中孕早期确诊。

（二）病例介绍

病例1

【病史信息】妊娠妇女，27岁，G1P0，妊娠12^{+2}周，胎儿CRL为60mm，NT为1.4mm，鼻骨可见，静脉导管正常，彩色多普勒四腔心切面及三血管切面均异常，妊娠14^{+5}周复查，可诊断为单心室、单心房、主动脉闭锁。

【妊娠早期超声】图3-1-1。

【妊娠中期超声】图3-1-2。

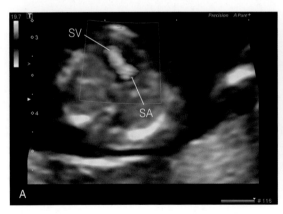
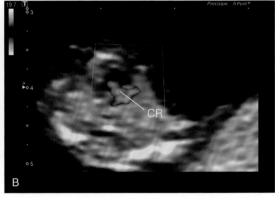

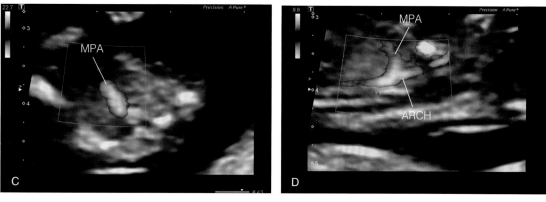

图3-1-1　妊娠12⁺²周胎儿单心室并单心房、主动脉闭锁超声所见

A.彩色多普勒四腔心切面从心房至心室仅见一束血流，位于心室中央；B.共同房室瓣可见中度反流；C.三血管气管切面仅见单一动脉血流束，动态扫查示心室至降主动脉动脉为直管型，考虑单一动脉为肺动脉；D.主动脉长轴切面可见狭窄逆向血流束。SA.单心房；SV.单心室；CR.共同房室瓣反流；MPA.主肺动脉；ARCH.主动脉弓

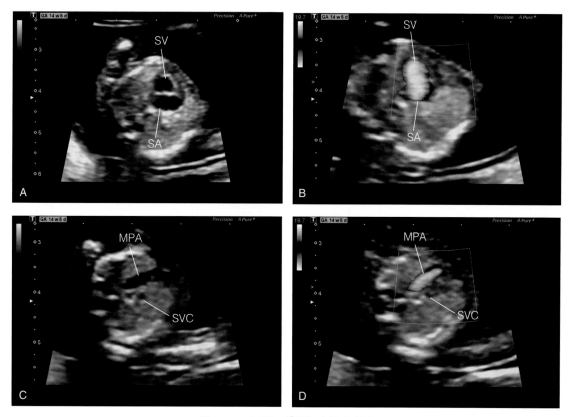

图3-1-2　妊娠14⁺⁵周复查超声所见

A.四腔心切面未见明显房间隔、室间隔回声，见共同房室瓣；B.彩色多普勒从心房至心室仅见一束血流；C、D.三血管气管切面仅见一肺动脉样血管，考虑主动脉闭锁。SA.单心房；SV.单心室；MPA.主肺动脉；SVC.上腔静脉

病例2

【病史信息】妊娠妇女，28岁，G2P0，妊娠13⁺³周，胎儿CRL为84mm，NT为1.9mm，鼻骨可见，静脉导管正常，彩色多普勒四腔心切面及三血管气管切面均异常，妊娠16周复查，诊断为左侧流入道

型单心室、肺动脉狭窄。

　　【妊娠早期超声】图3-1-3。

　　【妊娠中期超声】图3-1-4。

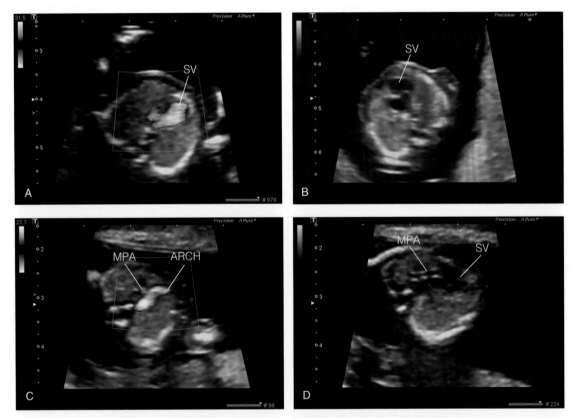

图3-1-3　妊娠13^(+3)周胎儿左侧流入道型单心室并肺动脉狭窄超声所见

A.彩色多普勒四腔心切面从心房至心室仅见一束血流，位于心室左侧；B.二维超声右侧房室瓣缺如；C.彩色多普勒三血管气管切面主动脉横弓增宽，肺动脉狭窄为逆向血流；D.二维超声肺动脉狭窄。SV.单心室；MPA.主肺动脉；ARCH.主动脉弓

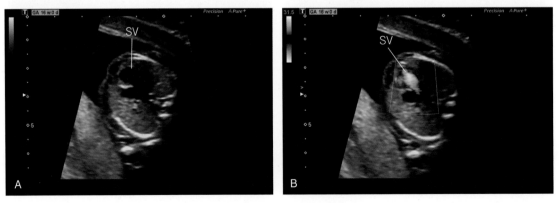

图3-1-4　妊娠16周复查超声所见

A.四腔心切面未见明显室间隔回声，可见左侧房室瓣，右侧房室瓣缺如；B.彩色多普勒从心房至心室仅见一束血流，位于心室左侧。SV.单心室

病例3

【病史信息】妊娠妇女，36岁，G3P1，妊娠14⁺⁴周，胎儿CRL为75mm，NT为2.9mm，鼻骨可见，静脉导管正常，脐带囊肿，彩色多普勒四腔心切面为单束血流，考虑为右侧流入道型单心室。

【妊娠早期超声】图3-1-5。

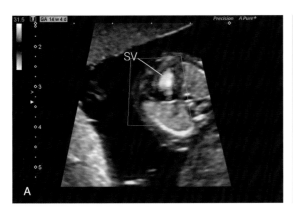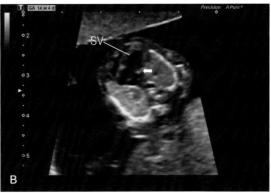

图3-1-5 妊娠14⁺⁴周胎儿右侧流入道型单心室超声所见

A.彩色多普勒四腔心切面从心房至心室仅见一束血流；B.二维超声示左侧房室瓣缺如（箭头所指处），未见室间隔回声呈单心室。SV.单心室

病例4

【病史信息】妊娠妇女，23岁，G1P0，妊娠12⁺⁶周，胎儿CRL为64mm，NT为3.4mm，鼻骨可见，静脉导管A波倒置，彩色多普勒四腔心切面及三血管气管切面均异常，筛查考虑双流入道型单心室、主动脉闭锁。

【妊娠早期超声】图3-1-6。

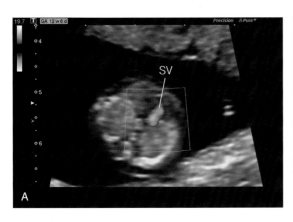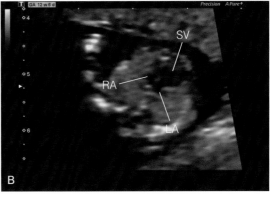

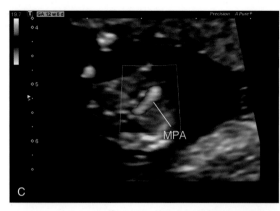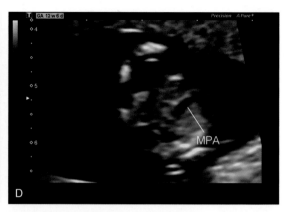

图3-1-6 妊娠12⁺⁶周胎儿双流入道型单心室超声所见

A.彩色多普勒四腔心切面从心房至心室仅见一束血流；B.横位四腔心切面可见左、右侧流入道，右侧流入道窄于左侧流入道，心室为单一腔室；C、D.彩色多普勒及二维超声三血管气管切面仅见单一肺动脉血流。LA.左心房；RA.右心房；SV.单心室；MPA.主肺动脉

病例5

【病史信息】妊娠妇女，29岁，G2P1，妊娠12周，胎儿CRL为68mm，NT为2.1mm，鼻骨可见，静脉导管波形正常，彩色多普勒四腔心切面及三血管气管切面均异常，14⁺⁴周复查，诊断为单心室、单心房、主动脉闭锁，染色体及微阵列检测未见异常，妊娠18周引产，胎儿心脏病理解剖证实产前诊断。

【妊娠早期超声】图3-1-7。

【妊娠中期超声】图3-1-8。

【病理解剖】图3-1-9。

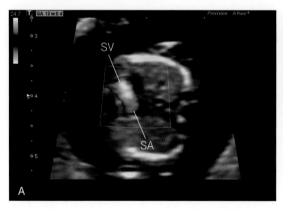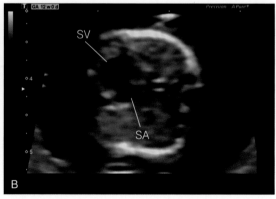

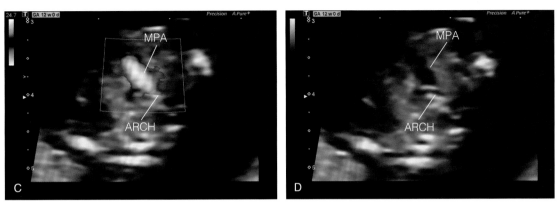

图3-1-7　妊娠12周胎儿单心室、单心房、主动脉闭锁超声所见

A.彩色多普勒四腔心切面从心房至心室仅见一束血流，位于心室中央；B.二维超声未见房间隔及室间隔回声；C.彩色多普勒三血管气管切面肺动脉及动脉导管血流束代偿性增宽，主动脉弓可见逆向血流；D.二维超声可见主动脉弓细小。SA.单心房；SV.单心室；MPA.主肺动脉；ARCH.主动脉弓

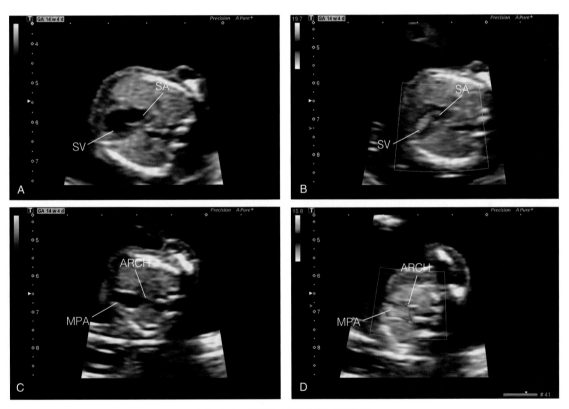

图3-1-8　妊娠14⁺⁴周复查超声所见

A.四腔心切面未见房间隔及室间隔回声；B.彩色多普勒从心房至心室仅见一束血流；C.三血管气管切面可见主动脉弓细小；D.彩色多普勒肺动脉内径增宽，动脉导管代偿性增宽，主动脉横弓可见逆向血流。SA.单心房；SV.单心室；MPA.主肺动脉；ARCH.主动脉弓

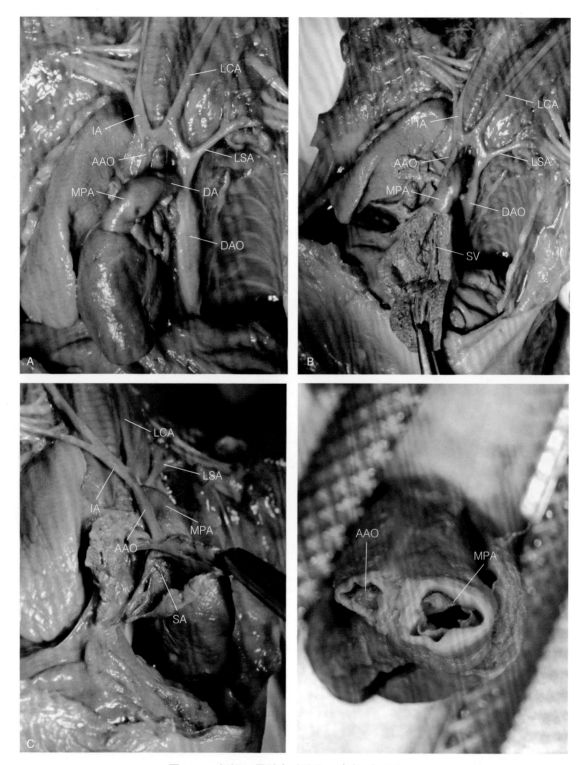

图3-1-9   妊娠18周引产后胎儿心脏病理解剖所见

A.主肺动脉及动脉导管代偿性增宽；B.未见室间隔，呈单心室，升主动脉及主动脉弓细小；C.未见房间隔及卵圆瓣回声，呈单心房；D.主动脉瓣呈肌性闭锁。A、B、C为常规相机拍照，D为体视显微下放大6.7倍。SA.单心房；SV.单心室；MPA.主肺动脉；AAO.升主动脉；DAO.降主动脉；IA.头臂动脉；LCA.左颈总动脉；LSA.左锁骨下动脉；DA.动脉导管

二、二尖瓣闭锁

二尖瓣闭锁（mitral atresia，MA）占先心病的0.5%～2.0%，为二尖瓣后的完全阻塞，二尖瓣瓣叶组织缺如，为纤维组织膜取代，瓣口局部形成一隐窝。二尖瓣闭锁常合并主动脉发育不良、室间隔缺损、右心室双出口等，与18-三体综合征相关性大。

（一）妊娠早期超声筛查线索

彩色多普勒四腔心切面心房至心室仅见一束血流，位于心室右侧，高分辨率超声可发现闭锁的高回声和发育不良左心室，常合并主动脉发育不良，彩色多普勒三血管气管切面主动脉弓可见狭窄的逆向血流束（病例1）。少数合并室间隔缺损，彩色多普勒三血管气管切面可正常（病例2）。

妊娠早期可有多种先心病，彩色多普勒四腔心切面为单一血流束，如单心室、三尖瓣闭锁、巨大室间隔缺损、完全型房室间隔缺损等，确诊常需要妊娠中期的复查。

（二）病例介绍

病例1

【病史信息】妊娠妇女，42岁，G3P1，妊娠13周，胎儿CRL为52mm，NT为5.6mm，鼻骨未见显示，静脉导管A波倒置，胎儿水肿，彩色多普勒四腔心切面及三血管气管切面均异常。染色体异常为18-三体综合征，引产后胎儿心脏病理解剖诊断为二尖瓣闭锁。

【妊娠早期超声】图3-2-1。

【病理解剖】图3-2-2。

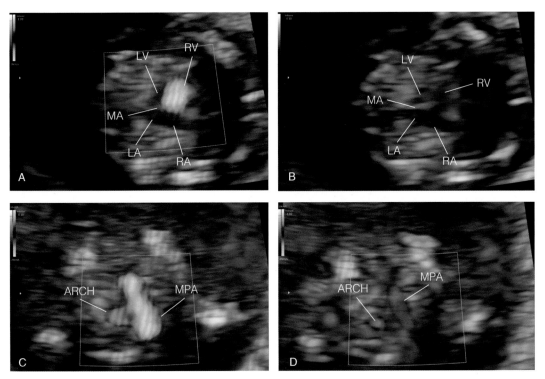

图3-2-1　妊娠13周胎儿二尖瓣闭锁超声所见

A.彩色多普勒四腔心切面从心房至心室仅见一束血流，位于心室右侧；B.似见发育不良左心房及左心室；C.三血管气管切面肺动脉及动脉导管血流束代偿性增宽，主动脉横弓血流束窄；D.主动脉横弓可见逆向血流。LA.左心房；LV.左心室；RA.右心房；RV.右心室；MA.二尖瓣闭锁；ARCH.主动脉弓；MPA.主肺动脉

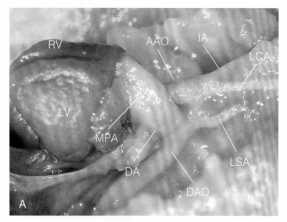

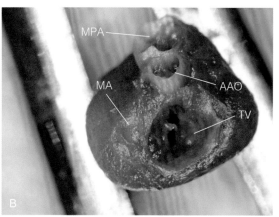

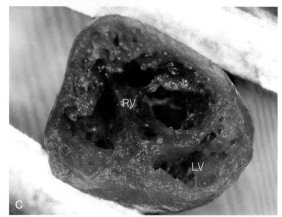

图3-2-2　引产后胎儿心脏病理解剖所见

A.主动脉横弓及峡部缩窄，肺动脉及动脉导管代偿性增宽（体视显微镜下放大12倍）；B.二尖瓣区未见瓣膜回声，取而代之为一呈隐窝样的膜性结构（体视显微镜下放大12倍）；C.左心室狭小（体视显微镜下放大15倍）。LV.左心室；RV.右心室；MPA.主肺动脉；AAO.升主动脉；DA.动脉导管；IA.头臂动脉；LCA.左颈总动脉；LSA.左锁骨下动脉；DAO.降主动脉；MA.二尖瓣闭锁；TV.三尖瓣

病例2

【病史信息】妊娠妇女，28岁，G2P1，双胎妊娠，妊娠13^{+2}周。F1：CRL为72mm，NT为2.4mm，鼻骨可见，静脉导管正常；F2：CRL为54mm，NT为4.8mm，鼻骨可见，静脉导管A波倒置，脐膨出，彩色多普勒四腔心切面异常，三血管气管切面正常，妊娠21^{+5}周复查，诊断为二尖瓣闭锁、室间隔缺损。

【F2妊娠早期超声】图3-2-3。

【F2妊娠中期超声】图3-2-4。

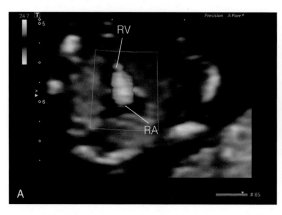

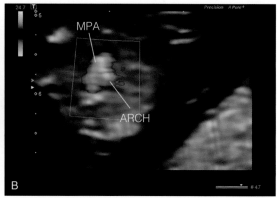

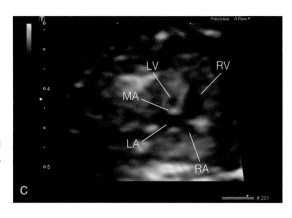

图3-2-3　妊娠13⁺²周胎儿二尖瓣闭锁超声所见
A.彩色多普勒四腔心切面从心房至心室仅见一束血流，位于心室右侧；B.三血管气管切面可见正常"V"形；C.二维超声隐约可见发育不良的左心房及左心室，二尖瓣区为一高回声带。LA.左心房；LV.左心室；RA.右心房；RV.右心室；MA.二尖瓣闭锁；ARCH.主动脉弓；MPA.主肺动脉

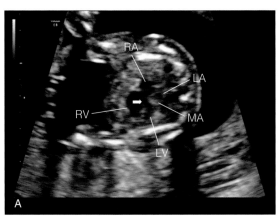

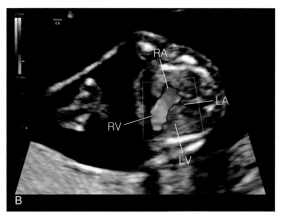

图3-2-4　妊娠21⁺⁵周复查超声所见
A.四腔心切面左心房、左心室明显狭小，舒张期二尖瓣未见开放，取而代之为一高回声带，室间隔上端见连续性中断，箭头所指为室间隔缺损处；B.彩色多普勒三尖瓣前向血流代偿性增多，二尖瓣区未见前向血流信号。LA.左心房；LV.左心室；RA.右心房；RV.右心室；MA.二尖瓣闭锁

三、三尖瓣闭锁

三尖瓣闭锁（tricuspid atresia，TA）约占先心病的3%，为三尖瓣未发育，右心房与右心室无直接通道，仅有肌性隔膜或纤维组织，右心室小或发育不良。三尖瓣闭锁常伴有大动脉转位、肺动脉狭窄、永存左上腔静脉等。

（一）妊娠早期超声筛查线索

彩色多普勒四腔心切面从心房至心室仅见一束血流，位于心室左侧，高分辨率超声可发现三尖瓣区的高回声带和发育不良的右心室（病例1）。

三尖瓣闭锁常合并肺动脉狭窄或闭锁、大动脉转位、室间隔缺损等，彩色多普勒三血管气管切面常为单一主动脉样血流束，合并肺动脉狭窄或闭锁时肺动脉及动脉导管常为逆向血流（病例2、病例3）。

妊娠早期需与单心室、二尖瓣闭锁、巨大室间隔缺损、完全型房室间隔缺损等鉴别，确诊常需要进行妊娠中期复查。

（二）病例介绍

病例1

【病史信息】妊娠妇女，27岁，G3P1，妊娠13周，胎儿CRL为68mm，NT为3.2mm，鼻骨可见，静脉导管A波倒置，彩色多普勒四腔心切面及三血管气管切面均异常，超声筛查考虑为三尖瓣闭锁。

【妊娠早期超声】图3-3-1。

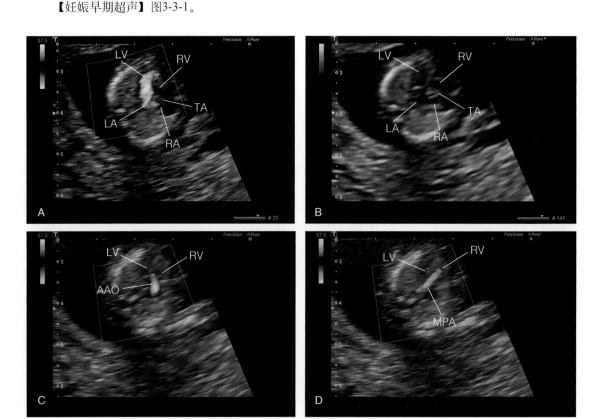

图3-3-1　妊娠13周胎儿三尖瓣闭锁超声所见

A.彩色多普勒四腔心切面从心房至心室仅见一束血流，位于心室左侧；B.二维超声三尖瓣区为一高回声带；C.彩色多普勒左心室流出道切面可见主动脉血流束；D.右心室流出道切面可见肺动脉及动脉导管逆向血流束。LA.左心房；LV.左心室；RA.右心房；RV.右心室；TA.三尖瓣闭锁；AAO.升主动脉；MPA.主肺动脉

病例2

【病史信息】妊娠妇女，25岁，G2P1，三胎妊娠，妊娠14^{+1}周，F1：CRL为71mm，NT为2.0mm，鼻骨可见，静脉导管A波倒置，彩色多普勒四腔心切面及三血管气管切面异常；F2：CRL为77mm，NT为2.2mm，鼻骨可见，静脉导管正常；F3：CRL为77mm，NT为2.1mm，鼻骨可见，静脉导管正常。妊娠16^{+5}周复查，F1诊断为三尖瓣闭锁、大动脉转位、肺动脉狭窄、室间隔缺损。

【F1妊娠早期超声】图3-3-2。

【F1妊娠中期超声】图3-3-3。

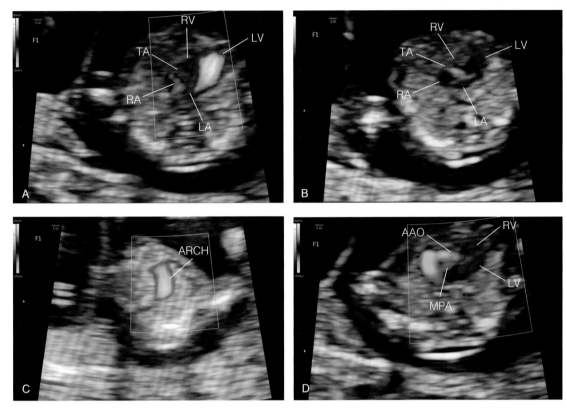

图3-3-2　妊娠14⁺¹周胎儿三尖瓣闭锁并大动脉转位、肺动脉狭窄、室间隔缺损超声所见

A.彩色多普勒四腔心切面舒张期从心房至心室仅见一束血流，位于心室左侧；B.二维超声未见正常三尖瓣回声，取而代之为一高回声带；C.彩色多普勒三血管气管切面见单一主动脉血流束；D.流出道切面可见主动脉左后方发出狭窄的肺动脉。LA.左心房；LV.左心室；RA.右心房；RV.右心室；TA.三尖瓣闭锁；AAO.升主动脉；ARCH.主动脉弓；MPA.主肺动脉

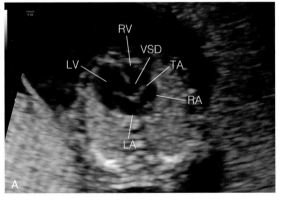
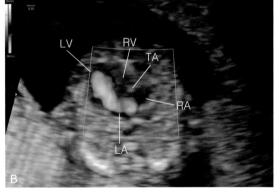

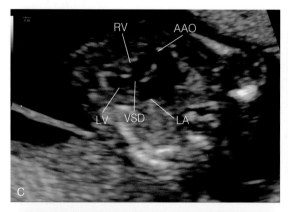

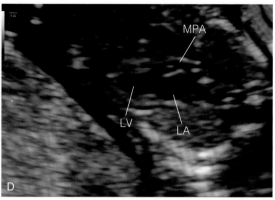

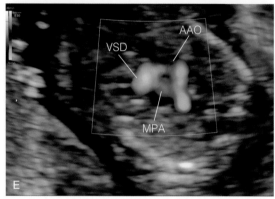

图3-3-3 妊娠16⁺⁵周复查超声所见

A.四腔心切面三尖瓣未见启闭运动，三尖瓣区为一高回声带；B.彩色多普勒舒张期三尖瓣口未见前向血流；C.室间隔上端缺损，主动脉发自右心室；D.狭窄肺动脉发自左心室；E.彩色多普勒流出道切面可见两条大动脉平行发出，主动脉位于右前，肺动脉位于左后，室间隔上端可见左向右分流血流束。LA.左心房；LV.左心室；RA.右心房；RV.右心室；TA.三尖瓣闭锁；AAO.升主动脉；MPA.主肺动脉；VSD.室间隔缺损

病例3

【病史信息】妊娠妇女，34岁，G2P1，妊娠13⁺⁵周，胎儿CRL为77mm，NT为3.3mm，鼻骨可见，静脉导管A波倒置，彩色多普勒四腔心切面及三血管气管切面异常，超声筛查考虑为三尖瓣闭锁、右心室双出口、肺动脉狭窄，引产后胎儿病理解剖证实产前诊断。

【妊娠早期超声】图3-3-4。

【病理解剖】图3-3-5。

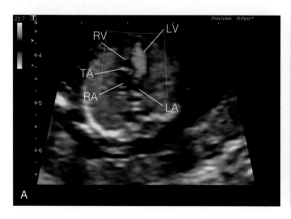

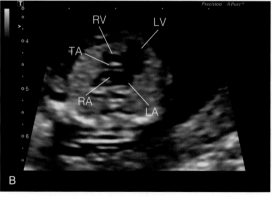

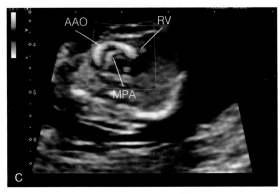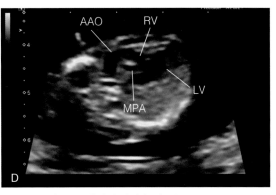

图3-3-4 妊娠13⁺⁵周胎儿三尖瓣闭锁并右心室双出口、肺动脉狭窄超声所见

A.彩色多普勒四腔心切面从心房至心室仅见一束血流,位于心室左侧;B.二维超声未见正常三尖瓣回声,取而代之为一高回声带,右心室发育不全;C、D.彩色多普勒流出道切面可见两条大动脉从右心室平行发出,主动脉位于右前,肺动脉位于左后,肺动脉狭窄,右心室发育不良。LA.左心房;LV.左心室;RA.右心房;RV.右心室;TA.三尖瓣闭锁;AAO.升主动脉;MPA.主肺动脉

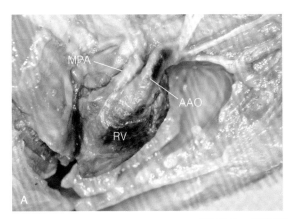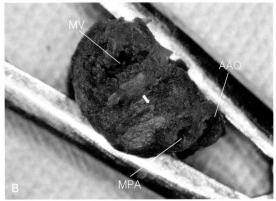

图3-3-5 引产后胎儿病理解剖所见

A.两条大动脉自右心室平行发出,主动脉位于右前方,肺动脉位于右后方,肺动脉狭窄(体视显微镜下放大6.7倍);B.显示二尖瓣环及左心室流入道,箭头所指处为三尖瓣区,未见瓣环及开口(体视显微镜下放大10倍)。RV.右心室;MPA.主肺动脉;AAO.升主动脉;MV.二尖瓣

四、三尖瓣下移畸形

三尖瓣下移畸形(Ebstein畸形)占先心病的0.5%~1%,为部分或整个瓣叶未附着在三尖瓣环处,而呈螺旋下移异常附着右心室壁处,下移的瓣叶常为隔叶和后叶,前叶常冗长,三尖瓣闭合点下移。

根据三尖瓣的发育程度可分为三型。①A型:三尖瓣发育尚可,仅为隔叶和后叶轻度下移,三尖瓣仅为轻度反流,形成房化右心室范围小;②B型:隔叶及后叶发育不良或缺如,前叶与后叶融合形成帆状瓣叶,融合的瓣叶可见裂隙,隔叶及后叶可下移至心尖部,可形成较大的房化右心室;③C型:前叶下移至肺动脉瓣下,隔叶及后叶可缺如,房化右心室几乎占据整个心室,功能右心室仅为右心室漏斗部。常合并肺动脉狭窄或闭锁、室间隔缺损等。Ebstein畸形为孤立性的,有报道显示其与21-三体综合征、18-三体综合征相关。

(一)妊娠早期超声筛查线索

妊娠早期主要依据三尖瓣反流来提示三尖瓣下移畸形,三尖瓣可见中-重度反流,反流起始点明显下移，二维超声可见右心房及右心室增大，右心室血流束较左心室血流束宽（病例1、病例2）。

当三尖瓣重度反流，肺动脉前向血流明显减少，妊娠早期即可导致肺动脉重度狭窄或功能性闭锁。彩色多普勒三血管气管切面可见肺动脉血流束窄，常可见动脉导管逆向灌注肺动脉，与肺动脉闭锁常难于鉴别（病例3）。

三尖瓣持续大量反流，可出现右心衰竭，超声表现为右心房及右心室明显增大、NT增厚、静脉导管A波倒置、胸腹腔积液、水肿胎等。

应注意与染色体异常引起的妊娠早期心脏单纯性三尖瓣反流相鉴别，此反流程度较三尖瓣下移畸形反流程度轻，笔者随访染色体异常的三尖瓣反流程度，妊娠中期较早期明显减轻（病例4）。

（二）病例介绍

病例1

【病史信息】妊娠妇女，37岁，G3P1，妊娠11^{+3}周，胎儿CRL为4.4mm，NT为6.4mm，鼻骨可见，静脉导管A波倒置，彩色多普勒四腔心切面见三尖瓣重度反流，三血管气管切面异常，妊娠12周引产后胎儿病理诊断为三尖瓣下移畸形、肺动脉闭锁。

【妊娠早期超声】图3-4-1。

【病理解剖】图3-4-2。

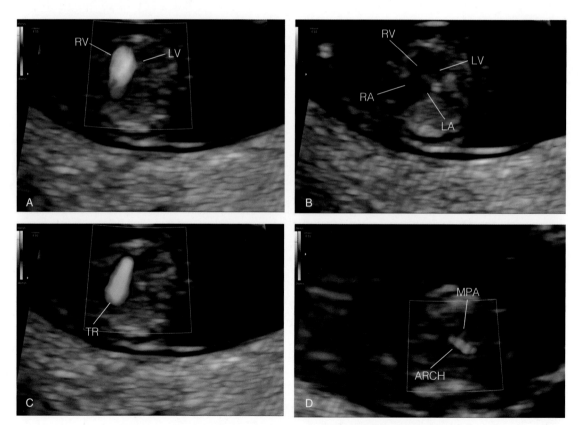

图3-4-1 妊娠11^{+3}周胎儿三尖瓣下移畸形并肺动脉闭锁超声所见

A.彩色多普勒四腔心切面可见右心室血流束明显宽于左心室；B.二维超声右心房、右心室明显增大，左心房及左心室受压明显变小；C.收缩期三尖瓣见重度反流，闭合点明显下移至近心尖处；D.彩色多普勒三血管气管切面肺动脉可见逆向血流。LA.左心房；LV.左心室；RA.右心房；RV.右心室；TR.三尖瓣反流；ARCH.主动脉弓；MPA.主肺动脉

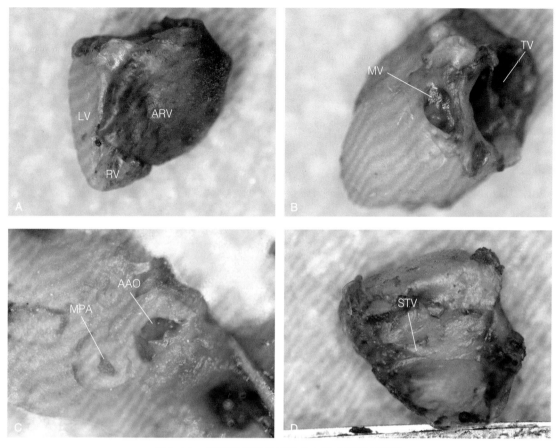

图3-4-2　妊娠12周引产后胎儿心脏病理解剖所见

A.房化右心室占据右心室的绝大部分，功能右心室仅为右心室心尖部（体视显微镜下放大15倍）；B.二尖瓣瓣环明显窄于三尖瓣瓣环（体视显微镜下放大20倍）；C.肺动脉狭窄，瓣叶粘连呈功能性闭锁（体视显微镜下放大30倍）；D.隔瓣明显下移，前瓣显示不清（体视显微镜下放大15倍）。LV.左心室；RV.右心室；ARV.房化右心室；MV.二尖瓣；TV.三尖瓣；AAO.升主动脉；MPA.主肺动脉；STV.三尖瓣隔瓣

病例2

【病史信息】妊娠妇女，28岁，G3P1，妊娠12^{+1}周，胎儿CRL为59mm，NT为9.1mm，鼻骨未见显示，静脉导管A波倒置，彩色多普勒四腔心切面可见三尖瓣重度反流，三血管气管切面异常，妊娠13^{+2}周复查，考虑三尖瓣下移畸形、肺动脉闭锁，妊娠14周引产，胎儿心脏病理解剖证实产前诊断，染色体及微阵列检测未见异常。

【妊娠早期超声】图3-4-3，图3-4-4。

【病理解剖】图3-4-5。

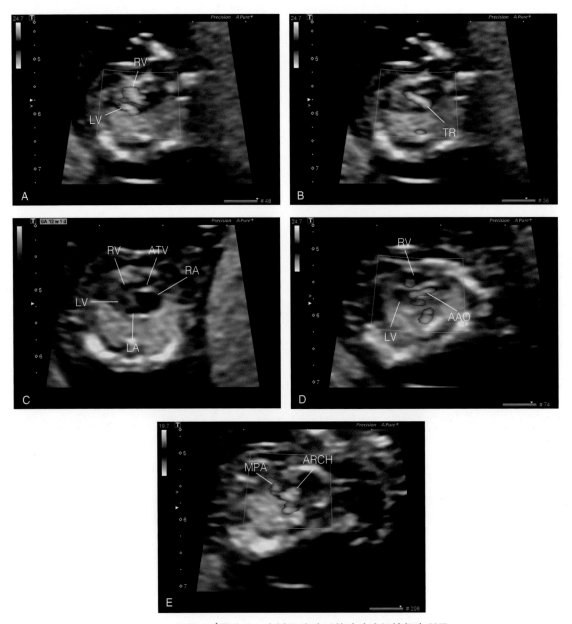

图3-4-3　妊娠12⁺¹周胎儿三尖瓣下移畸形并肺动脉闭锁超声所见

A.彩色多普勒四腔心切面可见右心室血流束宽于左心室；B.收缩期三尖瓣可见重度反流，反流起始点近心尖处；C.二维超声示三尖瓣前叶冗长，闭合点明显下移；D.彩色多普勒左心室流出道切面未见异常；E.三血管气管切面可见动脉导管逆灌肺动脉。LA.左心房；LV.左心室；RA.右心房；RV.右心室；ATV.三尖瓣前叶；TR.三尖瓣反流；AAO.升主动脉；ARCH.主动脉弓；MPA.主肺动脉

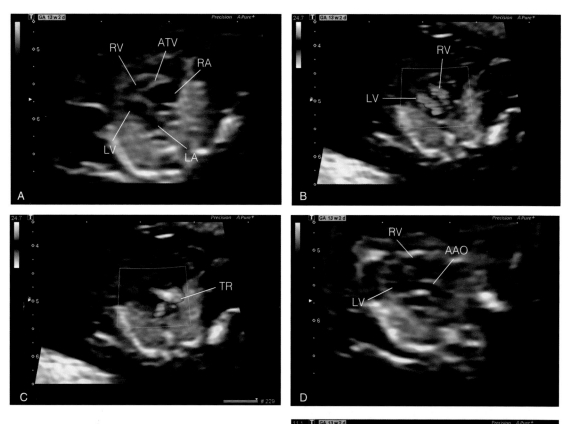

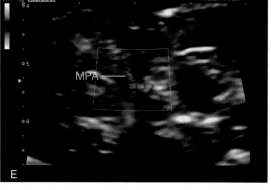

图3-4-4　妊娠13⁺²周复查超声所见

A.四腔心切面可见右心房及右心室增大；B.彩色多普勒心室可见两束基本对称血流；C.收缩期三尖瓣可见重度反流，反流起始点近心尖处；D.三尖瓣前叶冗长，闭合点明显下移；E.彩色多普勒右心室流出道切面可见动脉导管逆灌肺动脉。LA.左心房；LV.左心室；RA.右心房；RV.右心室；ATV.三尖瓣前叶；TR.三尖瓣反流；AAO.升主动脉；MPA.主肺动脉

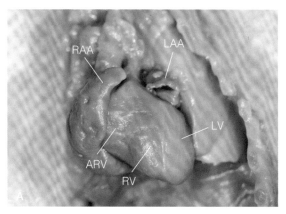

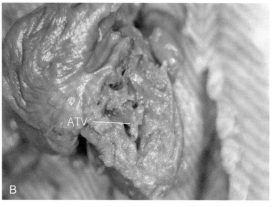

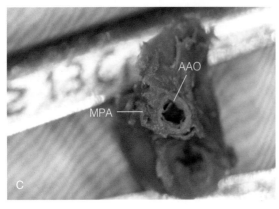

图3-4-5　妊娠14周引产后胎儿心脏病理解剖

A.右心房及右心耳明显增大（体视显微镜下放大12倍）；B.三尖瓣前叶冗长（体视显微镜下放大12倍）；C.肺动脉瓣叶粘连，呈功能性闭锁（体视显微镜下放大20倍）。LAA.左心耳；RAA.右心耳；LV.左心室；RV.右心室；ARV.房化右心室；ATV.三尖瓣前叶；AAO.升主动脉；MPA.主肺动脉

病例3

【病史信息】妊娠妇女，31岁，G3P2，妊娠11周，胎儿CRL为48mm，NT为4.9mm，鼻骨未见显示，静脉导管A波倒置，彩色多普勒四腔心切面三尖瓣重度反流，反流起始点明显下移，二维超声隐约见三尖瓣前瓣冗长，三血管气管切面可见"V"形，染色体及微阵列检测未见异常，超声筛查考虑三尖瓣下移畸形。

【妊娠早期超声】图3-4-6。

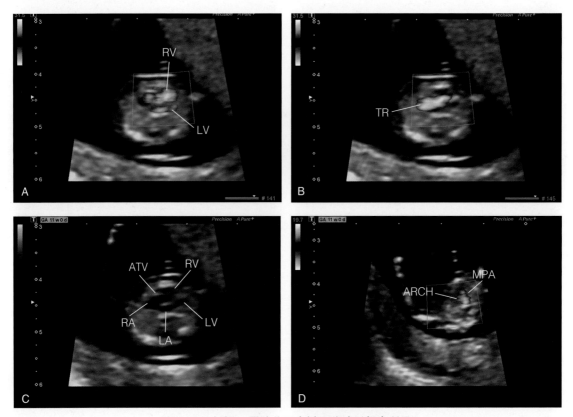

图3-4-6　妊娠11周胎儿三尖瓣下移畸形超声所见

A.彩色多普勒四腔心切面可见右心室血流束宽于左心室；B.收缩期三尖瓣可见重度反流，反流起始点明显下移；C.二维超声右心房及右心室增大，三尖瓣前叶冗长，闭合点明显下移；D.彩色多普勒左心室流出道切面未见异常。LA.左心房；LV.左心室；RA.右心房；RV.右心室；ATV.三尖瓣前叶；TR.三尖瓣反流；ARCH.主动脉弓；MPA.主肺动脉

病例4

【病史信息】妊娠妇女，34岁，G3P2，妊娠12^{+5}周，胎儿CRL为64mm，NT为3.7mm，鼻骨未见显示，静脉导管正常，彩色多普勒四腔心切面可见三尖瓣中度反流，染色体为21-三体综合征，妊娠18^{+6}周引产前复查超声，三尖瓣仅见轻度反流。

【妊娠早期超声】图3-4-7。

【妊娠中期超声】图3-4-8。

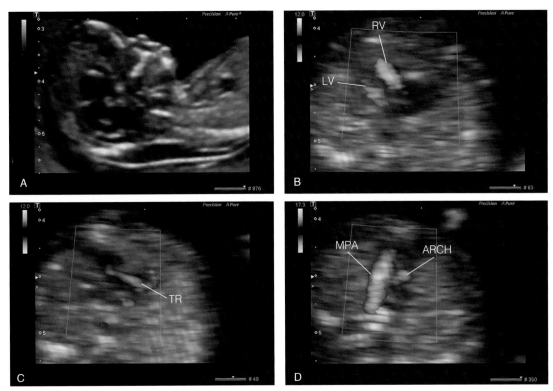

图3-4-7　妊娠12^{+5}周21-三体综合征胎儿单纯三尖瓣反流超声所见

A.NT增厚，鼻骨未见显示；B.彩色多普勒四腔心切面左、右心室血流束基本对称；C.三尖瓣见中度反流；D.彩色多普勒三血管气管切面可见正常"V"形。LV.左心室；RV.右心室；TR.三尖瓣反流；ARCH.主动脉弓；MPA.主肺动脉

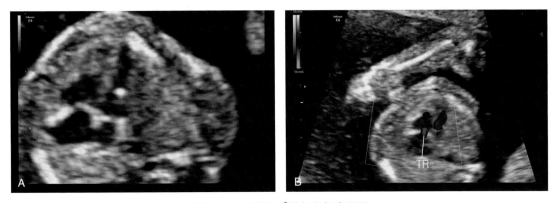

图3-4-8　妊娠18^{+6}周复查超声所见

A.四腔心切面未见明显异常，左心室见一强光点；B.彩色多普勒三尖瓣可见轻度反流。TR.三尖瓣反流

五、完全型房室间隔缺损

房室间隔缺损（atrioventricular septal defects，AVSD）是常见的心脏畸形，占先心病的4%～7.4%，分为部分型和完全型，部分型是指原发孔型房间隔缺损，完全型是指原发孔型房间隔缺损、室间隔上端缺损及左右侧房室瓣畸形，形成共同房室瓣。

Rastelli根据共同房室瓣及其腱索与室间隔和乳头肌相连接的部位和结构不同，将完全型房室间隔缺损分为A、B、C三型。根据流入道至心室血流的分布，将房室间隔缺损分为对位良好型和对位不良型，对位良好型心室大小比例对称，对位不良型左、右心室不对称，异构综合征发生率增加。

房室间隔缺损常合并法洛四联症、右心室双出口等复杂先心病。合并的心外异常主要包括染色体异常，约30%伴发21-三体综合征，其次是18-三体综合征和13-三体综合征。

（一）妊娠早期超声筛查线索

完全型房室间隔缺损妊娠早期彩色多普勒四腔心切面舒张期可呈"Y"形血流束，即流入道至室间隔缺损顶端为共同血流束，室间隔缺损以下分出左、右心室血流束，呈"Y"形，由于合并房室瓣畸形，收缩期共同房室瓣常可见反流，反流束起始点偏离正常房室瓣的闭合点（病例1），对位不良型可见心室大小不对称（病例2）。

合并法洛四联症、右心室双出口等动脉圆锥干畸形时，彩色多普勒三血管气管切面可见单一主动脉样血流束，流出道切面可见相应的超声表现（病例3）。

合并房室传导阻滞、内脏位置异常，应警惕异构综合征存在。

部分型房室间隔缺损心室为两束基本对称的血流，妊娠早期超声筛查难于发现。

（二）病例介绍

病例1

【病史信息】妊娠妇女，28岁，G2P1，妊娠12^{+2}周，胎儿CRL为74mm，NT为2.2mm，鼻骨可见，静脉导管正常，彩色多普勒四腔心切面呈"Y"形血流束，染色体异常为21-三体综合征。妊娠15^{+2}周复查，诊断为完全型房室间隔缺损，妊娠16周引产，胎儿心脏病理解剖证实产前诊断。

【妊娠早期超声】图3-5-1。

【妊娠中期超声】图3-5-2。

【病理解剖】图3-5-3。

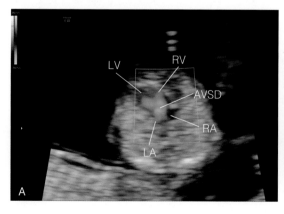

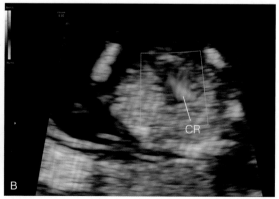

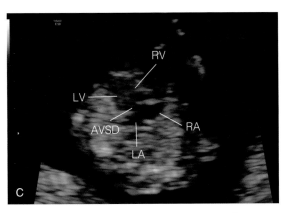
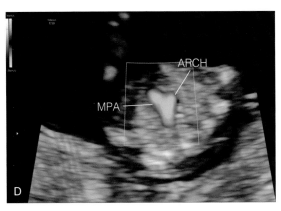

图3-5-1　妊娠12⁺²周胎儿完全型房室间隔缺损超声所见

A.彩色多普勒四腔心切面可见舒张期心室血流束呈"Y"形；B.收缩期共同房室瓣可见中度反流；C.二维超声隐约可见"十"字交叉缺损；D.彩色多普勒三血管气管切面可见正常"V"形。LA.左心房；LV.左心室；RA.右心房；RV.右心室；AVSD.房室间隔缺损；CR.共同房室瓣反流；ARCH.主动脉弓；MPA.主肺动脉

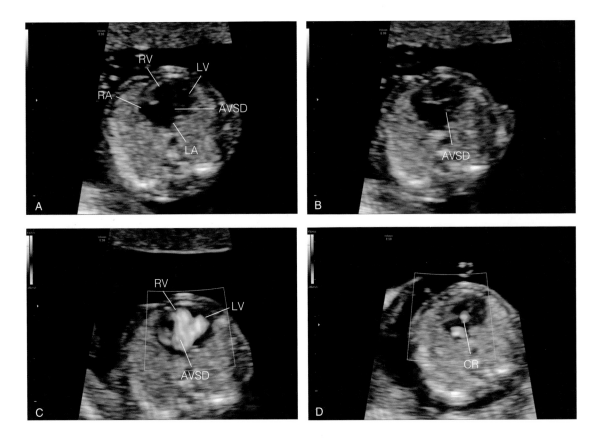

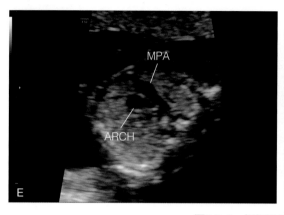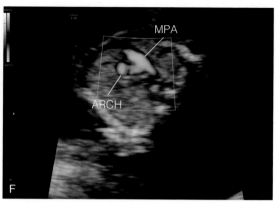

图3-5-2 妊娠15⁺²周复查超声所见

A、B.心脏"十"字交叉缺损，可见共同房室瓣；C、D.共同房室瓣可见轻度反流；E、F.三血管气管切面为正常"V"形。LA.左心房；LV.左心室；RA.右心房；RV.右心室；AVSD.房室间隔缺损；CR.共同房室瓣反流；ARCH.主动脉弓；MPA.主肺动脉

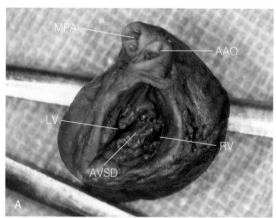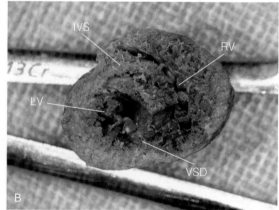

图3-5-3 妊娠16周引产后胎儿心脏病理解剖所见

A.心底观见共同流入道，室间隔上端缺损（体视显微镜下放大6.7倍）；B.心室横断面可见左、右心室及室间隔缺损（体视显微镜下放大10倍）。LV.左心室；RV.右心室；AVSD.房室间隔缺损；AAO.升主动脉；MPA.主肺动脉；IVS.室间隔；VSD.室间隔缺损

病例2

【病史信息】妊娠妇女，21岁，G1P0，妊娠13⁺¹周，胎儿CRL为70mm，NT为1.8mm，鼻骨可见，静脉导管正常，四腔心切面"十"字交叉缺损，左、右心室不对称，考虑完全型房室间隔缺损（不对称型），合并下腔静脉离断，为左侧异构综合征，染色体及微阵列检测正常。

【妊娠早期超声】图3-5-4。

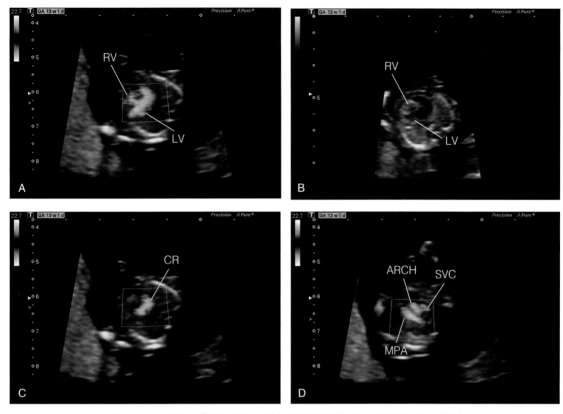

图3-5-4　妊娠13⁺¹周胎儿完全型房室间隔缺损（不对称型）超声所见

A.彩色多普勒四腔心切面可见舒张期心室血流束呈"Y"形，左、右心室血流束不对称，右心室血流束窄于左心室；B.二维超声"十"字交叉缺损，共同房室瓣对位不良，偏向左心室；C.收缩期共同房室瓣可见重度反流；D.彩色多普勒三血管气管切面可见上腔静脉血流宏大，下腔静脉离断奇静脉回流至上腔静脉引起上腔静脉回流增多。
LV.左心室；RV.右心室；CR.共同房室瓣反流；ARCH.主动脉弓；SVC.上腔静脉；MPA.主肺动脉

　　病例3

　　【病史信息】妊娠妇女，31岁，G2P1，妊娠12⁺¹周，胎儿CRL为56mm，NT为3.2mm，鼻骨未见显示，静脉导管正常，彩色多普勒四腔心切面及三血管气管切面异常，染色体异常为21-三体综合征，妊娠13周引产，胎儿心脏病理解剖诊断为完全型房室间隔缺损、法洛四联症、迷走右锁骨下动脉。

　　【妊娠早期超声】图3-5-5。

　　【病理解剖】图3-5-6。

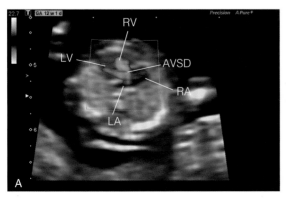

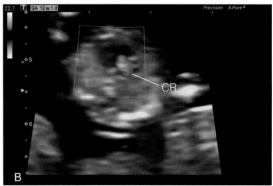

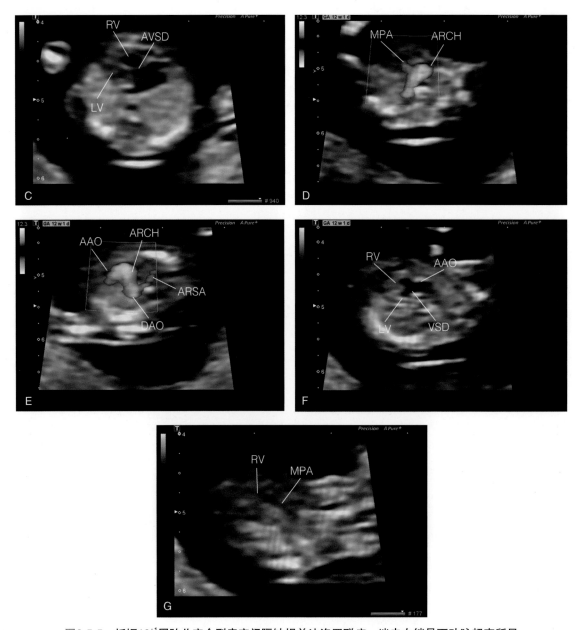

图3-5-5　妊娠12⁺¹周胎儿完全型房室间隔缺损并法洛四联症、迷走右锁骨下动脉超声所见

A.彩色多普勒四腔心切面可见舒张期心室血流束呈"Y"形；B.收缩期共同房室瓣可见中度反流；C.二维超声隐约可见"十"字交叉缺损；D.彩色多普勒三血管气管切面可见主动脉血流束增宽前移，肺动脉血流束明显狭窄；E.右锁骨下动脉发自降主动脉起始端沿右肩走行；F.左心室流出道切面可见增宽的升主动脉骑跨于室间隔缺损上；G.右心室流出道切面可见狭窄肺动脉。LA.左心房；LV.左心室；RA.右心房；RV.右心室；AVSD.房室间隔缺损；CR.共同房室瓣反流；ARCH.主动脉弓；AAO.升主动脉；DAO.降主动脉；MPA.主肺动脉；ARSA.迷走右锁骨下动脉；VSD.室间隔缺损

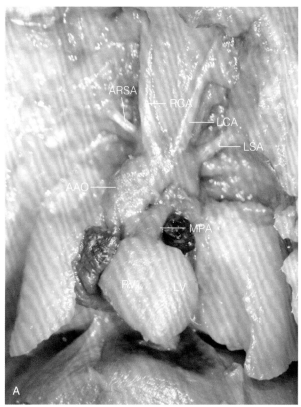

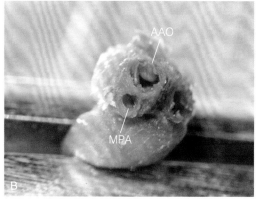

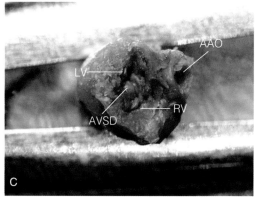

图3-5-6　妊娠13周引产后胎儿心脏病理解剖

A.升主动脉增宽前移，右锁骨下动脉走行于气管食管后方（体视显微镜下放大6.7倍）；B.大动脉横切面可见肺动脉狭窄（体视显微镜下放大20倍）；C.心底观见共同流入道，室间隔上端缺损（体视显微镜下放大12倍）；D.心室横切面见左、右心室（体视显微镜下放大15倍）。AAO.升主动脉；MPA.主肺动脉；RCA.右颈总动脉；LCA.左颈总动脉；LSA.左锁骨下动脉；ARSA.迷走右锁骨下动脉；LV.左心室；RV.右心室；AVSD.房室间隔缺损

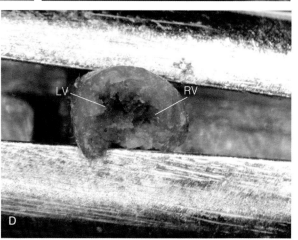

六、左心发育不良综合征

左心发育不良综合征（hypoplastic left heart syndrome，HLHS）是一组以二尖瓣、左心室、主动脉瓣、升主动脉发育不良为特征的先天性心血管畸形，可表现为二尖瓣狭窄或闭锁，主动脉瓣狭窄或闭锁，左心室发育不良，在活产儿中发病率为（0.1～0.25）/1000。

妊娠早期常见为两种类型，一种为二尖瓣及主动脉瓣闭锁，左心室严重发育不良，左心室难于显示；另一种二尖瓣发育不良，主动脉瓣重度狭窄或闭锁，左心室小，但可显示，收缩及舒张功能显著降低，可呈球形样改变，部分合并左心室心内膜弹性纤维增生。胎儿左心发育不良综合征为进展性疾病，可经过妊娠早期及中期发展而来。

（一）妊娠早期超声筛查线索

二尖瓣闭锁及主动脉闭锁，左心室极小，四腔心切面常显示为单一心室，彩色多普勒心房至心室仅见单一血流束，与单心室超声表现一致（病例1）。

二尖瓣发育不良，主动脉瓣狭窄或闭锁，左心室腔小（病例2），部分可见呈球形，左心室心内膜面回声增强，左心室运动功能明显降低呈被动样摆动（病例3），彩色多普勒二尖瓣无前向血流或前向血流稀少。

彩色多普勒三血管气管切面肺动脉及动脉导管血流束粗大，主动脉横弓为细小逆向血流束；二维超声肺动脉及动脉导管内径明显增宽，主动脉弓发育不良，常难于显示。

胎儿左心发育不良综合征为复杂先心病，异常征象显著，但该疾病为进展性先心病，妊娠早期彩色多普勒四腔心切面及三血管气管切面可为正常血流束，或左心系统血流束相对偏小，而妊娠中晚期出现典型的相关超声表现（病例4）。

（二）病例介绍

病例1

【病史信息】妊娠妇女，36岁，G3P1，妊娠12⁺⁶周，胎儿CRL为59mm，NT为3.6mm，鼻骨未见显示，彩色多普勒四腔心切面及三血管气管切面均异常，染色体及微阵列检测未见异常，妊娠14周引产，胎儿心脏病理诊断为左心发育不良综合征。

【妊娠早期超声】图3-6-1。

【病理解剖】图3-6-2。

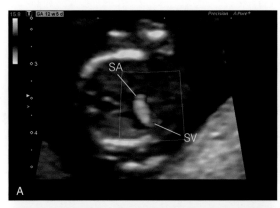
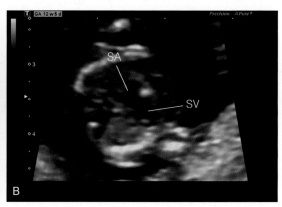
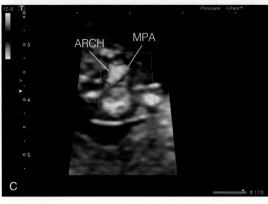

图3-6-1　妊娠12⁺⁶周胎儿左心发育不良综合征超声所见

A.彩色多普勒四腔心切面心房至心室仅见一束血流；B.二维超声仅见单一心室，发育不良的左心室未见显示；C.彩色多普勒三血管气管切面可见主动脉横弓为逆向血流。SA.单心房；SV.单心室；ARCH.主动脉弓；MPA.主肺动脉

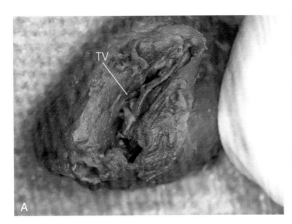

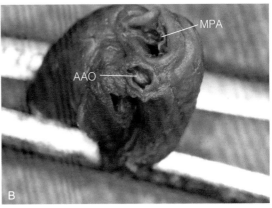

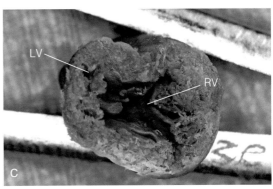

图3-6-2　妊娠14周引产后胎儿病理解剖所见

A.瓣环上面观仅见一扩大的三尖瓣环，二尖瓣闭锁（体视显微镜下放大6.7倍）；B.大动脉上面观可见主动脉瓣呈肌性闭锁（体视显微镜下放大10倍）；C.心室横切面可见左心室极小（体视显微镜下放大12倍）。AAO.升主动脉；MPA.主肺动脉；TV.三尖瓣；LV.左心室；RV.右心室

病例2

【病史信息】妊娠妇女，36岁，G3P1，妊娠14⁺²周，胎儿CRL为78mm，NT为2.3mm，鼻骨可显示，静脉导管波形正常，彩色多普勒四腔心切面可见左心室血流束明显狭小，三血管气管切面可见主动脉横弓为细小逆向血流，引产后胎儿心脏病理解剖诊断为左心发育不良综合征。

【妊娠早期超声】图3-6-3。

【病理解剖】图3-6-4。

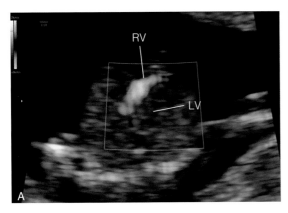

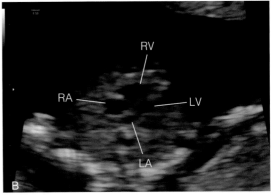

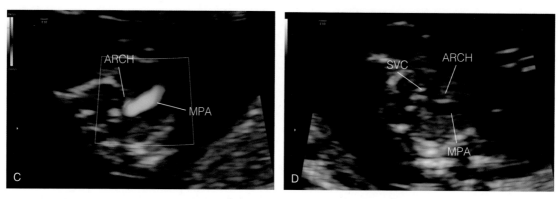

图3-6-3 妊娠14⁺²周胎儿左心发育不良综合征超声所见

A.彩色多普勒四腔心切面可见左心室血流束狭小；B.二维超声左心室明显小，左心室壁增厚，运动僵硬；C.彩色多普勒三血管气管切面可见主动脉横弓为细小逆向血流；D.二维超声示主动脉横弓发育不良。LA.左心房；LV.左心室；RA.右心房；RV.右心室；ARCH.主动脉弓；MPA.主肺动脉；SVC.上腔静脉

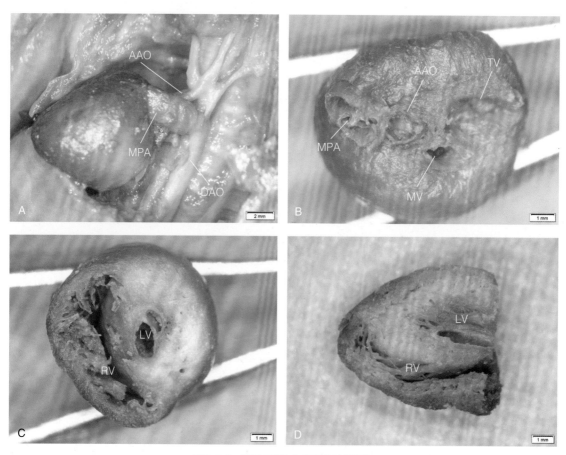

图3-6-4 引产后胎儿病理解剖所见

A.主动脉发育不良，升主动脉显著（体视显微镜下放大6.7倍）；B.主动脉瓣呈肌性闭锁，二尖瓣瓣环径明显窄于三尖瓣（体视显微镜下放大12倍）；C、D.左心室壁增厚，左心室腔小（C、D体视显微镜下均放大10倍）。AAO.主升动脉；MPA.主肺动脉；DAO.降主动脉；MV.二尖瓣；TV.三尖瓣；LV.左心室；RV.右心室

病例3

【病史信息】妊娠妇女，31岁，G2P1，妊娠11^{+2}周，胎儿CRL为51mm，NT为10.5mm，水肿胎，鼻骨可显示，静脉导管A波倒置，四腔心切面可见左心室内膜面回声增强，彩色多普勒仅见右侧血流束，三血管气管切面可见主动脉横弓为细小逆向血流，染色体为45X，妊娠12周引产，胎儿心脏病理解剖诊断为左心发育不良综合征、左心室心内膜弹性纤维增生症。

【妊娠早期超声】图3-6-5。

【病理解剖】图3-6-6。

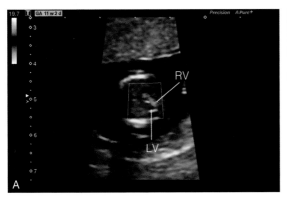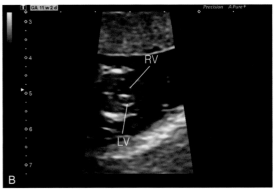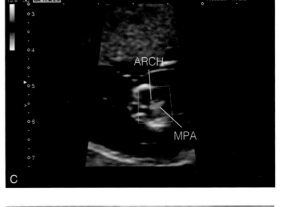

图3-6-5　妊娠11^{+2}周胎儿左心发育不良综合征并左心室心内膜弹性纤维增生症超声所见

A.彩色多普勒四腔心切面仅见右心室血流束；B.二维超声左心室心内膜面回声增强；C.彩色多普勒三血管气管切面可见主动脉横弓为细小逆向血流束。LV.左心室；RV.右心室；ARCH.主动脉弓；MPA.主肺动脉

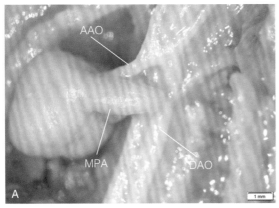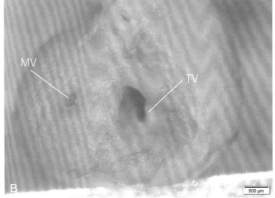

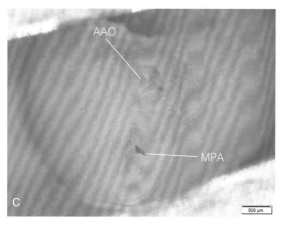
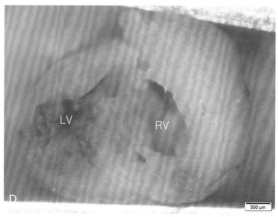

图3-6-6　妊娠12周引产后胎儿病理解剖所见

A.升主动脉及主动脉横弓发育不良（体视显微镜下放大12倍）；B.二尖瓣瓣口明显狭窄趋近闭锁（体视显微镜下放大25倍）；C.主动脉瓣呈肌性闭锁（体视显微镜下放大30倍）；D.心室横切面左心室心内膜面粗糙、增厚（体视显微镜下放大25倍）。AAO.升主动脉；MPA.主肺动脉；MV.二尖瓣；TV.三尖瓣；LV.左心室；RV.右心室；DAO.降主动脉

病例4

【病史信息】妊娠妇女，31岁，G3P1，妊娠12⁺¹周，胎儿CRL为56mm，NT为1.4mm，鼻骨可显示，静脉导管波形正常，彩色多普勒四腔心切面及三血管气管切面显示左心室及主动脉血流束相对偏窄，妊娠15⁺⁵周时复查，诊断为左心发育不良综合征。

【妊娠早期超声】图3-6-7。

【妊娠中期超声】图3-6-8。

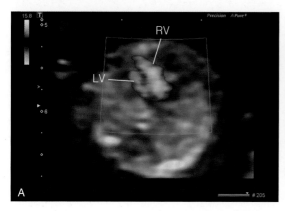
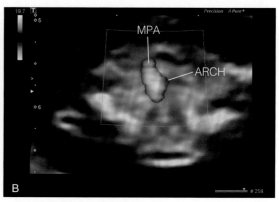

图3-6-7　妊娠12⁺¹周胎儿左心发育不良综合征超声所见

A.彩色多普勒四腔心切面可见左心室血流束偏窄；B.三血管气管切面可见主动脉横弓血流束相对肺动脉偏窄。LV.左心室；RV.右心室；ARCH.主动脉弓；MPA.主肺动脉

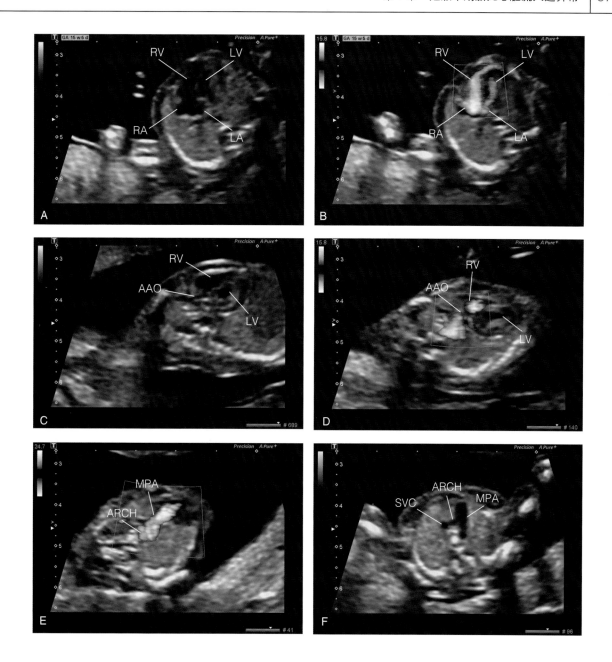

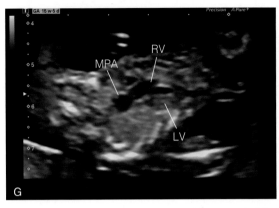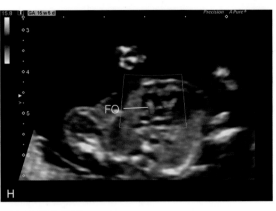

图3-6-8 妊娠15⁺⁵周复查超声所见

A.四腔心切面可见左心房、左心室小；B.舒张期可见二尖瓣开放明显受限，前向血流束窄；C.左心室流出道切面可见左心室壁增厚，活动僵硬，升主动脉细小；D.升主动脉未探及前向血流，主动脉瓣闭锁；E.右心室流出道切面可见肺动脉增宽；F.彩色多普勒主动脉横弓可见逆向血流；G.三血管气管切面可见主动脉发育不良，内径小于上腔静脉；H.卵圆孔可见由左向右的逆向血流。LA.左心房；LV.左心室；RA.右心房；RV.右心室；AAO.升主动脉；ARCH.主动脉弓；MPA.主肺动脉；SVC.上腔静脉；FO.卵圆孔

七、右心发育不良综合征

右心发育不良综合征（hypoplastic right heart syndrome，HRHS）是一组以三尖瓣、右心室、肺动脉发育不良为特征的先天性心血管畸形，占先心病的2.7%以上。右心发育不良综合征可表现为三尖瓣与肺动脉的狭窄或闭锁，右心室发育不良。

（一）妊娠早期超声筛查线索

妊娠早期彩色多普勒四腔心切面可见右心室血流狭小，或仅见左心室血流束，二维超声示右心室腔发育不良，可呈球形或裂隙样，右心室壁增厚，呈被动运动。

主肺动脉发育不良，以肺动脉闭锁常见，彩色多普勒三血管气管切面常见动脉导管血流逆灌肺动脉。

（二）病例介绍

【病史信息】妊娠妇女，26岁，G1P0，妊娠14⁺¹周，胎儿CRL为79mm，NT为3.6mm，鼻骨可见，静脉导管A波倒置，彩色多普勒四腔心切面及三血管气管切面均异常，染色体及微阵列检测未见异常，考虑为右心发育不良综合征。

【妊娠早期超声】图3-7-1。

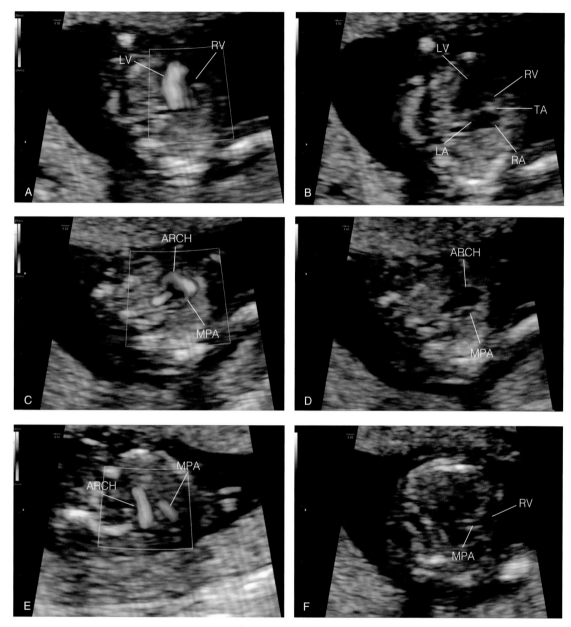

图3-7-1　妊娠14⁺¹周胎儿右心发育不良综合征超声所见

A.彩色多普勒四腔心切面心房至心室仅见左侧血流束；B.二维超声三尖瓣闭锁，右心室发育不良；C.彩色多普勒三血管气管切面未见正常"V"形，主动脉前移，肺动脉为细小逆向血流束；D.二维超声见扩张的主动脉与狭窄的肺动脉；E.彩色多普勒右心室流出道切面肺动脉为狭窄的逆向血流束；F.二维超声主肺动脉重度狭窄，动态观察未见肺动脉瓣启闭运动。LA.左心房；LV.左心室；RA.右心房；RV.左心室；TA.三尖瓣闭锁；ARCH.主动脉弓；MPA.主肺动脉

Chapter 4

第 4 章

妊娠早期胎儿心脏流出道异常

一、法洛四联症

法洛四联症（tetralogy of fallot，TOF）是一种常见的先心病，在儿童发绀型先心病中居首位，在活产儿中的发病率约为1/3600。其病理特征为室间隔缺损、肺动脉狭窄、主动脉骑跨和右心室壁肥厚，胎儿时期右心室壁厚度常正常。

约25%的病例合并右位主动脉弓，染色体异常发生率约为30%，常见为21-三体综合征（病例1）、18-三体综合征、13-三体综合征、22q11.2缺失发生率为10%～15%（病例2）。

（一）妊娠早期超声筛查线索

妊娠早期彩色多普勒四腔心切面心室可见两束基本对称血流，部分可见心轴改变，室间隔缺损需在左心室流出道切面显示。

三血管气管切面未见正常"V"形，肺动脉血流束窄于主动脉，也可为单一主动脉样血流束（病例1），合并右位主动脉弓，可见主动脉弓样血流束位于脊柱的右前方。

左心室流出道切面见主动脉骑跨于室间隔缺损上，肺动脉重度狭窄时，肺动脉血流束难于显示（病例3），妊娠早期与肺动脉闭锁、永存动脉干等难于鉴别，动脉导管逆向血流有助于与永存动脉干进行鉴别。

（二）病例介绍

病例1

【病史信息】妊娠妇女，28岁，G2P1，妊娠12^{+1}周，胎儿CRL为54mm，NT为2.0mm，鼻骨未见显示，静脉导管波形正常，彩色多普勒四腔心切面正常，三血管气管切面异常，染色体异常，为21-三体综合征，引产后胎儿病理解剖诊断为法洛四联症。

【妊娠早期超声】图4-1-1。

【病理解剖】图4-1-2。

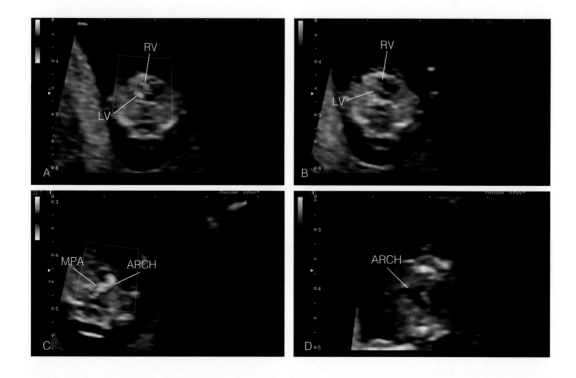

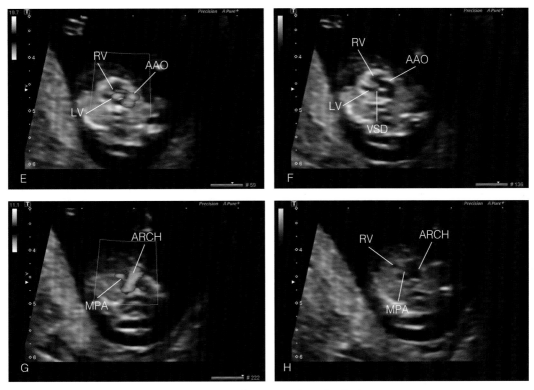

图4-1-1　妊娠12⁺¹周胎儿法洛四联症超声所见

A.彩色多普勒四腔心切面心室可见两束对称血流；B.二维超声未见明显异常；C.彩色多普勒三血管气管切面未见正常"V"形，肺动脉为狭窄的逆向血流；D.二维超声仅见一主动脉弓样血管；E.彩色多普勒左心室流出道切面可见左、右心室血流入升主动脉；F.二维超声主动脉骑跨于室间隔缺损上；G.彩色多普勒右心室流出道切面肺动脉可见逆向血流；H.二维超声可见肺动脉狭窄。LV.左心室；RV.右心室；ARCH.主动脉弓；AAO.升主动脉；MPA.主肺动脉；VSD.室间隔缺损

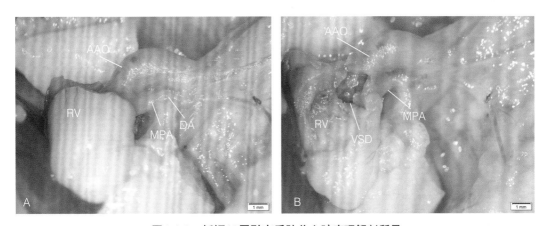

图4-1-2　妊娠13周引产后胎儿心脏病理解剖所见

A.主动脉前移，内径增宽，肺动脉内径明显狭窄（体视显微镜下放大10倍）；B.主动脉骑跨在室间隔缺损上（体视显微镜下放大12倍）。LV.左心室；RV.右心室；MPA.主肺动脉；DA.动脉导管；AAO.升主动脉；VSD.室间隔缺损

病例2

【病史信息】妊娠妇女，27岁，G1P0，妊娠13^{+2}周，胎儿CRL为62mm，NT为1.6mm，彩色多普勒四腔心切面正常，三血管气管切面异常。妊娠15^{+1}周复查，诊断为法洛四联症，染色体正常，微阵列检测结果为22q11.2缺失，胎儿病理解剖证实产前诊断。

【妊娠早期超声】图4-1-3。

【妊娠中期超声】图4-1-4。

【病理解剖】图4-1-5。

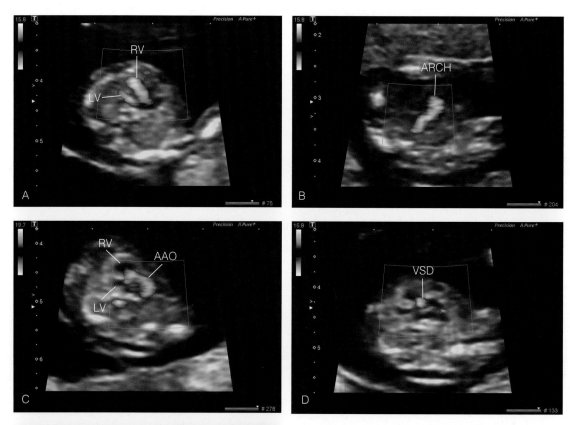

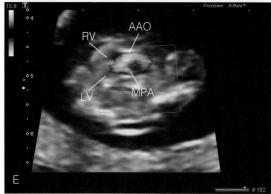

图4-1-3　妊娠13^{+2}周胎儿法洛四联症超声所见

A.彩色多普勒四腔心切面可见左心室血流束相对偏窄；B.三血管气管切面可见单一主动脉样血流束；C.左、右心室血流同时射入主动脉；D.室间隔上端可见右向左分流束；E.升主动脉血流束的左后方可见狭窄的肺动脉血流束。LV.左心室；RV.右心室；ARCH.主动脉弓；MPA.主肺动脉；AAO.升主动脉；VSD.室间隔缺损

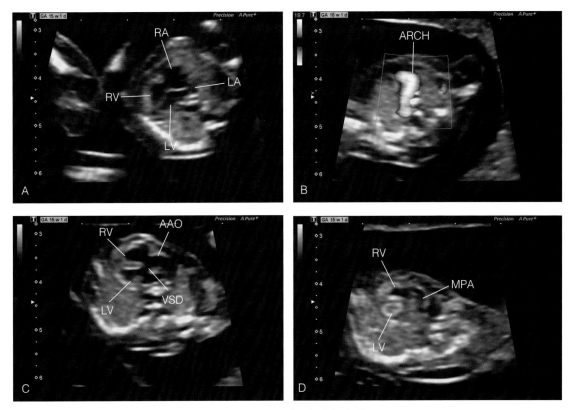

图4-1-4　妊娠15⁺¹周复查超声所见

A.四腔心切面正常；B.彩色多普勒三血管气管切面可见单一主动脉样血流束；C.主动脉骑跨于室间隔缺损上；D.狭窄的肺动脉发自右心室。LA.左心房；LV.左心室；RA.右心房；RV.右心室；ARCH.主动脉弓；AAO.升主动脉；MPA.主肺动脉；VSD.室间隔缺损

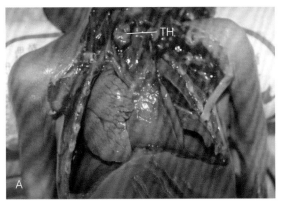

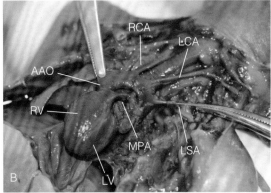

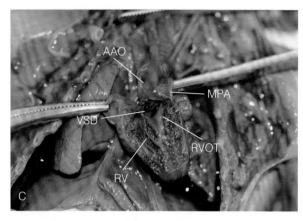

图4-1-5　妊娠20周引产后胎儿心脏病理解剖所见

A.胸腺明显小；B.主动脉增宽前移，肺动脉狭窄；C.主动脉瓣下见室间隔缺损，右心室流出道明显狭窄。TH.胸腺；AAO.升主动脉；MPA.主肺动脉；LV.左心室；RV.右心室；RCA.右颈总动脉；LCA.左颈总动脉；LSA.左锁骨下动脉；VSD.室间隔缺损；RVOT.右心室流出道

病例3

【病史信息】妊娠妇女，36岁，G2P1，妊娠13^{+6}周，胎儿CRL为70mm，NT为2.0 mm，双侧唇腭裂，彩色多普勒四腔心切面可见左心室血流束窄于右心室，三血管气管切面显示主动脉样血流束及逆向狭窄的肺动脉血流束。引产后胎儿大体观示双侧唇腭裂，心脏病理解剖诊断为法洛四联症。

【妊娠早期超声】图4-1-6。

【病理解剖】图4-1-7。

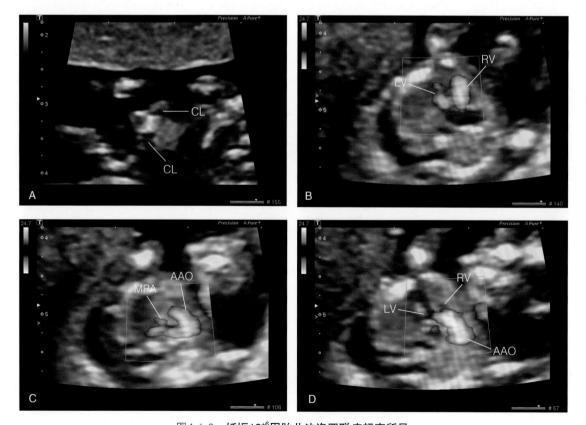

图4-1-6　妊娠13^{+6}周胎儿法洛四联症超声所见

A.上唇切面显示双侧唇裂；B.彩色多普勒四腔心切面可见左心室血流束窄于右心室；C.三血管气管切面可见增宽的主动脉样血流束，狭窄的肺动脉可见逆向血流束；D.主动脉血流束骑跨于室间隔缺损上。LV.左心室；RV.右心室；AAO.升主动脉；MPA.主肺动脉；CL.唇裂

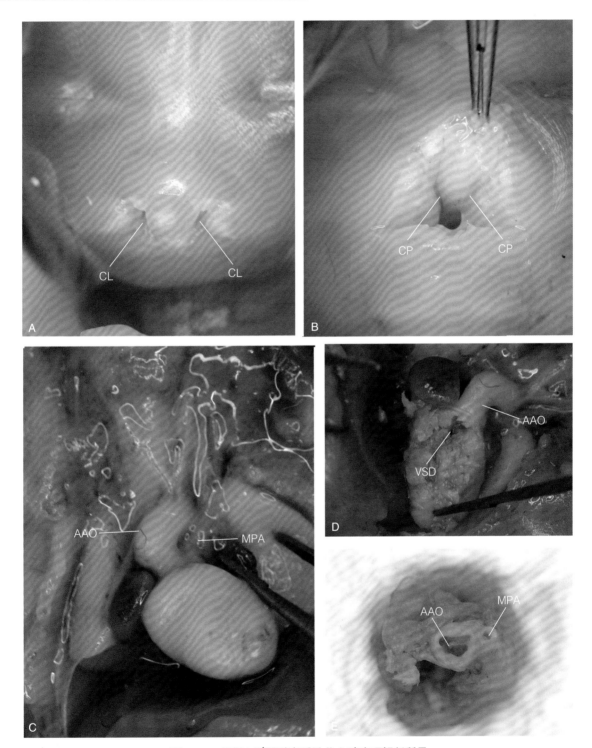

图4-1-7　妊娠14⁺⁴周引产后胎儿心脏病理解剖所见

A.双侧唇裂（体视显微镜下放大15倍）；B.双侧腭裂（体视显微镜下放大15倍）；C.主动脉增宽，肺动脉明显狭窄（体视显微镜下放大12倍）；D.主动脉骑跨于室间隔缺损上（体视显微镜下放大15倍）；E.心底观肺动脉明显窄于主动脉（体视显微镜下放大20倍）。CL.唇裂；CP.腭裂；AAO.升主动脉；MPA.主肺动脉；VSD.室间隔缺损

二、大动脉转位

大动脉转位（transposition of the great arteries，TGA）在活产儿的发病率约为0.315/1000，占先心病的3%～11%，为心室与心房连接正常或不正常，而大动脉与心室连接异常的动脉呈圆锥干畸形，主动脉发自右心室，肺动脉发自左心室，主动脉常位于肺动脉的右前方，故称为右位-完全型大动脉转位。

完全型大动脉转位特征是房室连接一致，根据有无室间隔缺损及肺动脉狭窄分为3类型：①室间隔完整型；②室间隔缺损型；③室间隔缺损伴肺动脉狭窄型。矫正型大动脉转位常为房室连接不一致，动脉与心室连接不一致，常合并室间隔缺损。

（一）妊娠早期超声筛查线索

胎儿内脏位置关系发生改变，如妊娠早期筛查发现右位心或胃泡位于右侧，大动脉转位的发生率增加，需特别警惕矫正型大动脉转位的存在（病例1）。

彩色多普勒四腔心切面正常，三血管气管切面仅见一主动脉样血流束通常是其首要线索，流出道切面可见两条大动脉血流束从左、右心室平行发出（病例2、病例3）。

室间隔缺损在妊娠早期常难于显示（病例4），肺动脉狭窄可随着孕龄增长而加重（病例5），也可同时合并上述两类心脏畸形（病例6）。完全型与矫正型大动脉转位在妊娠早期超声征象相似，难于鉴别，确诊需要在妊娠中期进行复查。

一般认为右位-完全型大动脉转位几乎不会出现染色体异常，笔者随访中也可见其合并18-三体综合征（病例7），这可能与妊娠早期大动脉转位检出率低，且复杂染色体异常在妊娠早中期胎死宫内的发生率高，因此，妊娠中晚期或活产儿大动脉转位合并染色体异常极少见。

（二）病例介绍

病例1

【病史信息】妊娠妇女，33岁，G3P0，体外受精（in vitro fertilization，IVF）双胎，妊娠13^{+2}周。F1：CRL为67mm，NT为1.4mm，鼻骨可见，静脉导管未见异常，心脏右旋，彩色多普勒三血管气管切面可见单一主动脉样血流束，流出道切面可见两束动脉血流从心室平行发出，染色体及微阵列检测未见异常；F2：CRL为65mm，NT为1.5mm，鼻骨可见，静脉导管未见异常。F1：妊娠16^{+1}周复查，诊断为矫正型大动脉转位、肺动脉狭窄、室间隔缺损，新生儿复查，证实产前诊断。

【F1妊娠早期超声】图4-2-1。

【F1妊娠中期超声】图4-2-2。

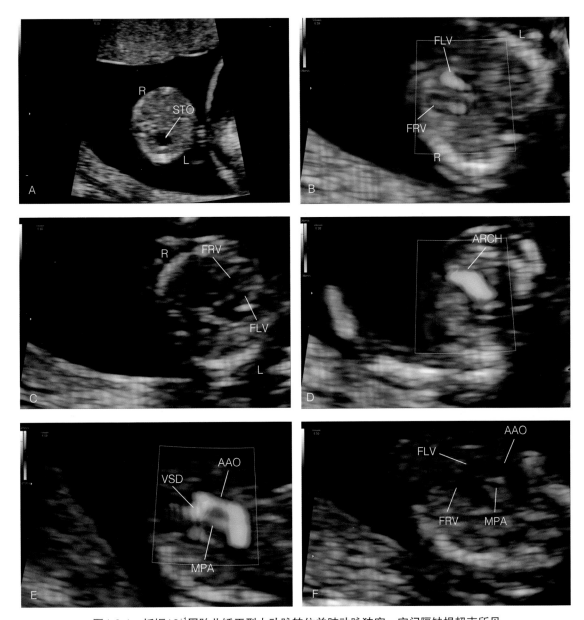

图4-2-1　妊娠13⁺¹周胎儿矫正型大动脉转位并肺动脉狭窄、室间隔缺损超声所见

A.胃泡位于左侧；B.彩色多普勒四腔心切面示心室可见两束对称血流；C.心脏绝大部分位于右侧胸腔，心尖右指；D.三血管气管切面仅见主动脉样血流束；E.彩色多普勒流出道切面可见两条大动脉平行发出，肺动脉狭窄，室间隔上端可见分流；F.二维超声示流出道切面显示两大动脉平行发出，主动脉位于右前，肺动脉位于左后。L.左；R.右；STO.胃泡；FLV.功能左心室；FRV.功能右心室；AAO.升主动脉；ARCH.主动脉弓；MPA.主肺动脉；VSD.室间隔缺损

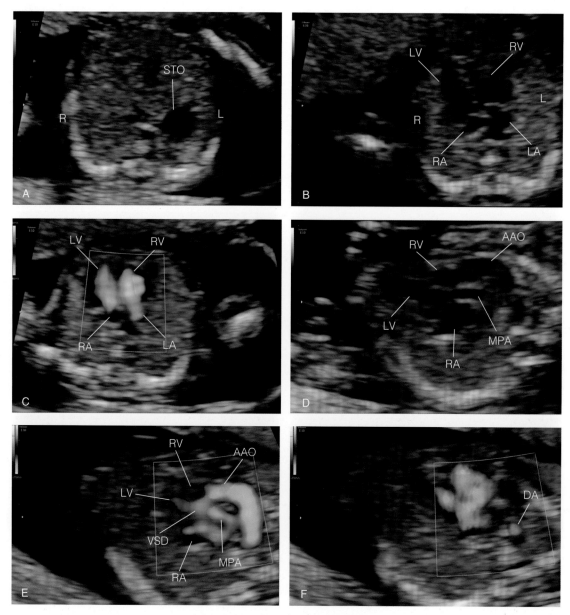

图4-2-2　妊娠16⁺¹周复查超声所见

A.胃泡位于左侧；B.心脏右旋，房室连接不一致；C.彩色多普勒四腔心切面未见异常；D.流出道切面可见大动脉平行发出，主动脉位于右前，发自右心室，狭窄的肺动脉位于左后，发自左心室；E.彩色多普勒流出道切面可见两条动脉血流束平行发自心底部，室间隔上端可见分流；F.动脉导管可见逆向血流。L.左；R.右；STO.胃泡；LA.左心房；LV.左心室；RA.右心房；RV.右心室；AAO.升主动脉；MPA.主肺动脉；VSD.室间隔缺损；DA.动脉导管

病例2

【病史信息】妊娠妇女，25岁，G1P0，妊娠12⁺⁶周，胎儿CRL为69mm，NT为1.6mm，鼻骨可见，静脉导管A波倒置，彩色多普勒三血管气管切面可见单一主动脉样血流束，流出道切面可见两束动脉血流从心室平行发出，妊娠14⁺⁶周复查，诊断为室间隔完整型大动脉转位，染色体及微阵列检测未见异常，胎儿心脏病理解剖证实产前诊断。

【妊娠早期超声】图4-2-3。

【妊娠中期超声】图4-2-4。

【病理解剖】图4-2-5。

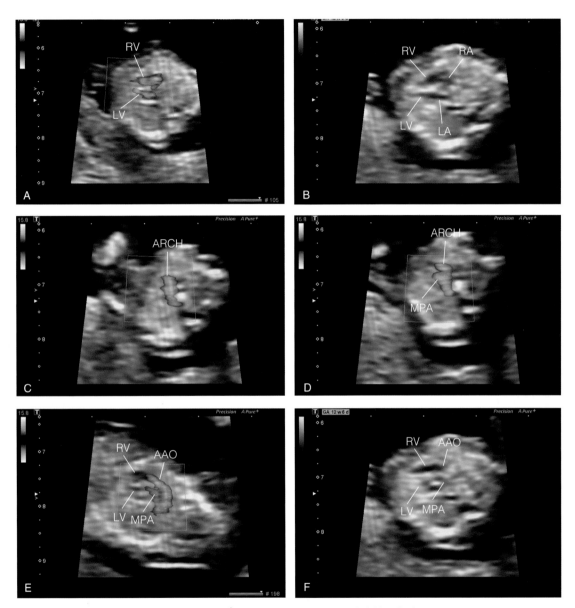

图4-2-3　妊娠12⁺⁶周胎儿室间隔完整型大动脉转位超声所见

A.彩色多普勒四腔心切面心室可见两束对称血流；B.横位四腔心切面可见心内结构显示较为清晰；C.彩色多普勒三血管气管切面仅见一主动脉样血流束；D.动态扫查可见两条大动脉，但未见正常"V"形；E.彩色多普勒流出道切面可见两条大动脉起始部平行发出；F.二维超声流出道切面隐约见两条大动脉平行发出。LA.左心房；LV.左心室；RA.右心房；RV.右心室；AAO.升主动脉；ARCH.主动脉弓；MPA.主肺动脉

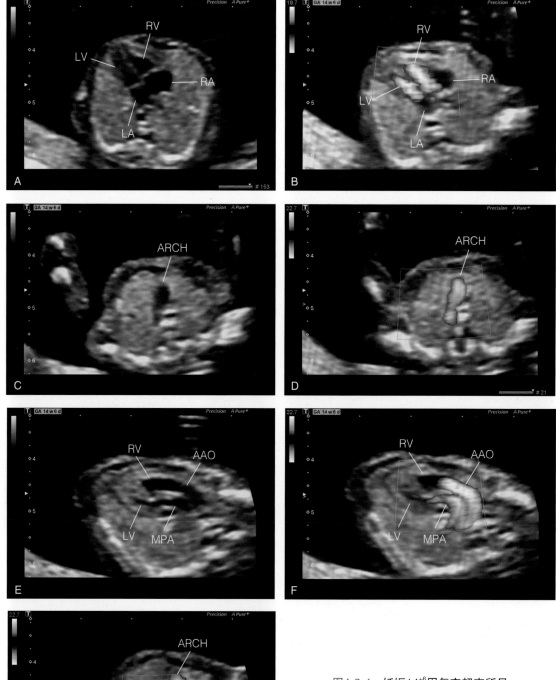

图4-2-4 妊娠14⁺⁶周复查超声所见

A.四腔心切面可见房室连接一致；B.彩色多普勒未见明显异常；C、D.三血管气管切面仅见主动脉；E、F.流出道切面可见两大动脉从心底平行发出；G.动态扫查可见两条大动脉，未见"V"形，呈"剪刀征"。LA.左心房；LV.左心室；RA.右心房；RV.右心室；AAO.升主动脉；ARCH.主动脉弓；MPA.主肺动脉

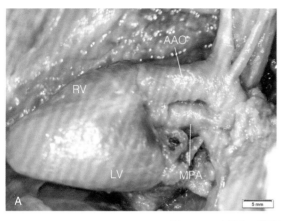
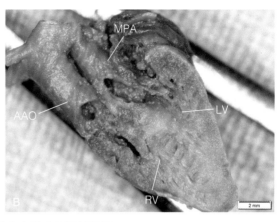

图4-2-5　妊娠15⁺⁴周胎儿心脏病理解剖所见

A.房室连接一致，心室与大动脉连接不一致，两大动脉从心底平行发出，主动脉位于右前处，肺动脉位于左后处（体视显微镜下放大6.7倍）；B.主动脉与右心室相连，肺动脉与左心室相连（体视显微镜下放大8倍）。LV.左心室；RV.右心室；AAO.升主动脉；MPA.主肺动脉

　　病例3

　　【病史信息】妊娠妇女，36岁，G2P1，妊娠13⁺⁴周，胎儿CRL为73mm，NT为1.9mm，鼻骨可见，静脉导管A波倒置，彩色多普勒三血管气管切面可见单一主动脉样血流束，流出道切面可见两束动脉血流从心室平行发出，染色体及微阵列检测未见异常，妊娠17⁺³周复查，诊断为室间隔完整型大动脉转位。

　　【妊娠早期超声】图4-2-6。

　　【妊娠中期超声】图4-2-7。

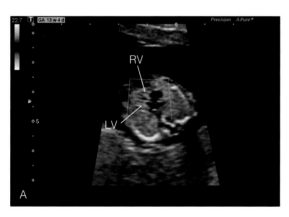
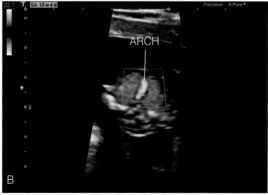

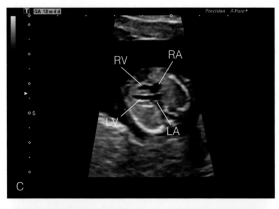
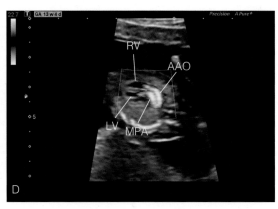
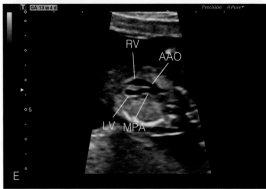

图4-2-6　妊娠13⁺⁴周胎儿室间隔完整型大动脉转位超声所见

A.彩色多普勒四腔心切面心室可见两束对称血流；B.三血管气管切面仅见一主动脉血流束；C.胸骨旁四腔心切面可见心内结构显示清晰；D、E.流出道切面可见两条大动脉起始部平行发出。LA.左心房；LV.左心室；RA.右心房；RV.右心室；AAO.升主动脉；ARCH.主动脉弓；MPA.主肺动脉

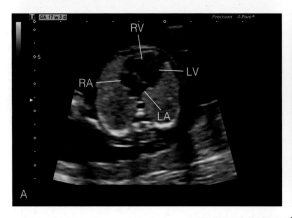
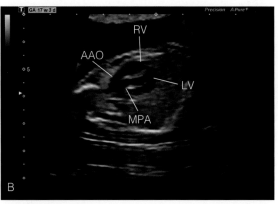

图4-2-7　妊娠17⁺³周复查超声所见

A.四腔心切面可见房室连接一致；B.流出道切面可见两条大动脉平行发出，左心室与肺动脉相连，右心室与主动脉相连。LA.左心房；LV.左心室；RA.右心房；RV.右心室；AAO.升主动脉；MPA.主肺动脉

病例4

【病史信息】妊娠妇女，31岁，G2P1，妊娠12⁺⁵周，胎儿CRL为67mm，NT为1.4mm，鼻骨可见，静脉导管未见异常，彩色多普勒三血管气管切面可见单一主动脉样血流束，流出道切面可见两束动脉血流从心底平行发出，染色体及微阵列检测未见异常，妊娠17⁺⁶周诊断为室间隔缺损型大动脉转位。

【妊娠早期超声】图4-2-8。

【妊娠中期超声】图4-2-9。

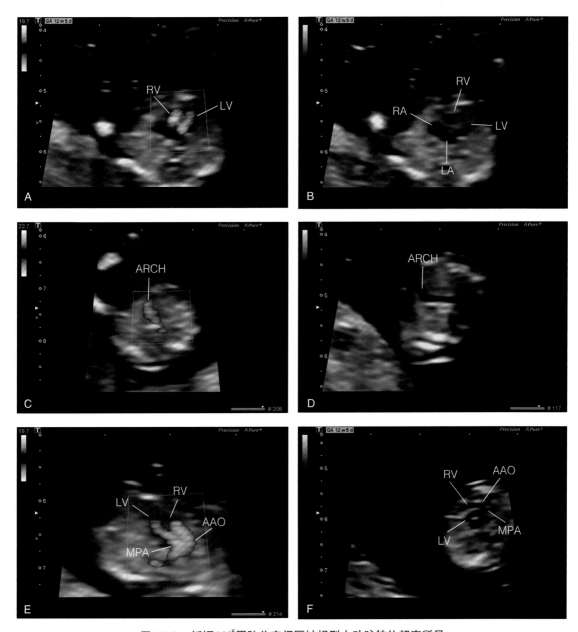

图4-2-8　妊娠12⁺⁵周胎儿室间隔缺损型大动脉转位超声所见

A.彩色多普勒四腔心切面心室可见两束对称血流；B.二维超声未见明显异常；C、D.三血管气管切面仅见一主动脉样血流束；E.彩色多普勒流出道切面两条大动脉血流束从心底平行发出；F.二维超声显示两大动脉从心底平行发出，主动脉位于右前，肺动脉位于左后。LA.左心房；LV.左心室；RA.右心房；RV.右心室；AAO.升主动脉；ARCH.主动脉弓；MPA.主肺动脉

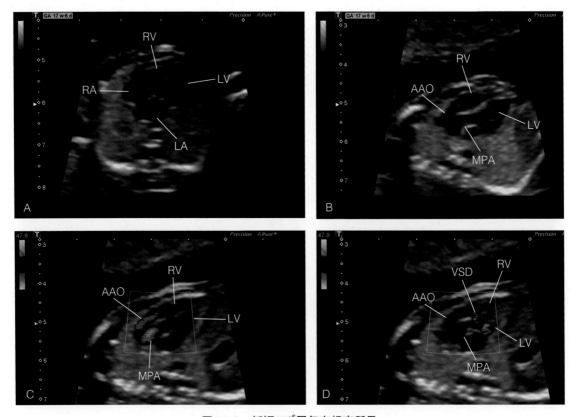

图4-2-9　妊娠17⁺⁶周复查超声所见

A.四腔心切面房室连接一致；B.二维流出道切面两条大动脉从左、右心室平行发出，主动脉位于右前，肺动脉位于左后；C.彩色多普勒可见两条平行血流束从左、右心室发出；D.室间隔上端缺损处可见左向右分流。LA.左心房；LV.左心室；RA.右心房；RV.右心室；AAO.升主动脉；MPA.主肺动脉；VSD.室间隔缺损

病例5

【病史信息】妊娠妇女，34岁，G2P1，妊娠13⁺⁶周，胎儿CRL为79mm，NT为1.7mm，鼻骨可见，静脉导管未见异常，彩色多普勒三血管气管切面可见单一主动脉样血流束，流出道切面可见两束动脉血流从心室平行发出，染色体及微阵列检测未见异常，妊娠16⁺⁶周诊断为大动脉转位、肺动脉狭窄。

【妊娠早期超声】图4-2-10。

【妊娠中期超声】图4-2-11。

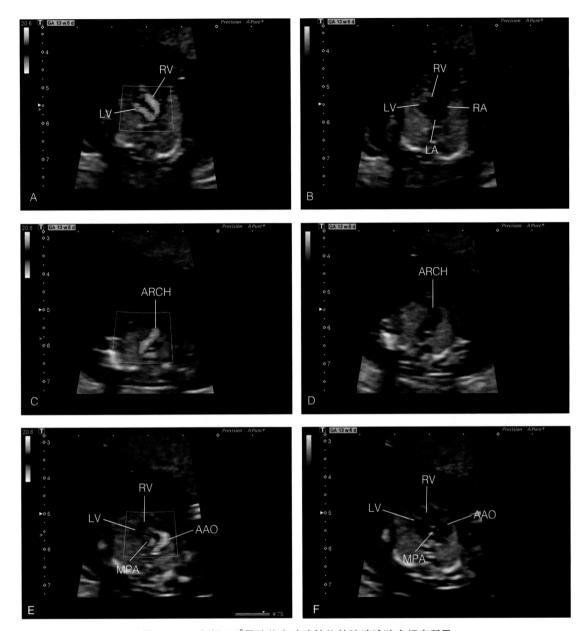

图4-2-10　妊娠13⁺⁶周胎儿大动脉转位并肺动脉狭窄超声所见

A.彩色多普勒四腔心切面心室可见两束对称血流；B.二维超声未见明显异常；C、D.三血管气管切面仅见一主动脉样血流束；E.彩色多普勒流出道切面可见两条大动脉血流束从左、右心室平行发出，肺动脉血流束狭窄；F.二维流出道切面显示两大动脉从心底平行发出，主动脉位于右前，肺动脉狭窄位于左后。LA.左心房；LV.左心室；RA.右心房；RV.右心室；AAO.升主动脉；ARCH.主动脉弓；MPA.主肺动脉

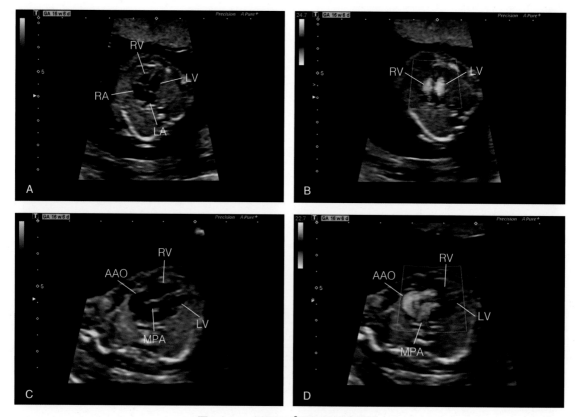

图4-2-11　妊娠16⁺⁶周复查超声所见

A、B.四腔心切面可见房室连接一致，血流未见明显异常；C.二维流出道切面可见两条大动脉从左、右心室平行发出，主动脉位于右前，肺动脉狭窄位于左后；D.收缩期肺动脉可见加速血流信号。LA.左心房；LV.左心室；RA.右心房；RV.右心室；AAO.升主动脉；MPA.主肺动脉

病例6

【病史信息】妊娠妇女，25岁，G1P0，妊娠13⁺²周，胎儿CRL为84mm，NT为1.9mm，鼻骨可见，静脉导管A波倒置，彩色多普勒三血管气管切面可见单一主动脉样血流束，流出道切面可见两束动脉血流从心室平行发出，染色体及微阵列检测未见异常，妊娠15⁺²周复查，诊断为大动脉转位、肺动脉狭窄、室间隔缺损。

【妊娠早期超声】图4-2-12。

【妊娠中期超声】图4-2-13。

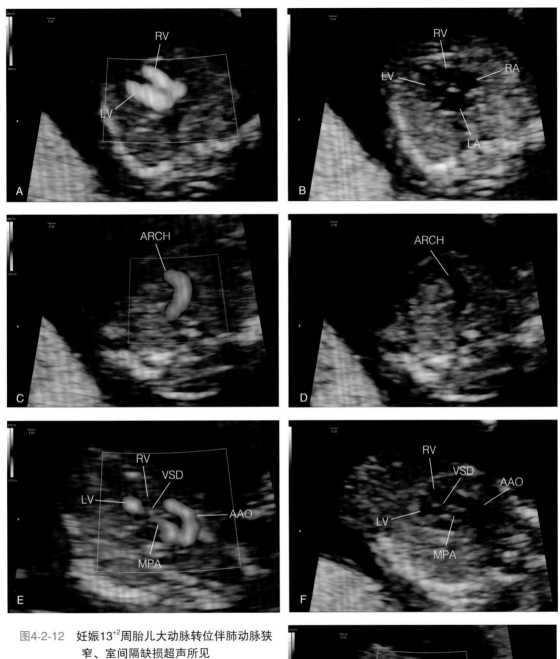

图4-2-12　妊娠13^{+2}周胎儿大动脉转位伴肺动脉狭
窄、室间隔缺损超声所见

A.彩色多普勒四腔心切面心室可见两束对称血流；B.二维
超声未见明显异常；C、D.三血管气管切面仅见一主动脉血
管；E.彩色多普勒流出道切面可见两条大动脉起始部平行
发出，肺动脉血流束窄于主动脉，室间隔上端见左向右分
流束；F.二维超声室间隔上端连续性中断，两条大动脉从
左、右心室平行发出，肺动脉狭窄；G.舒张期可见动脉导
管逆向血流束。LA.左心房；LV.左心室；RA.右心房；RV.右
心室；AAO.升主动脉；ARCH.主动脉弓；MPA.主肺动脉；
DA.动脉导管；VSD.室间隔缺损

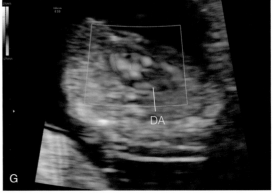

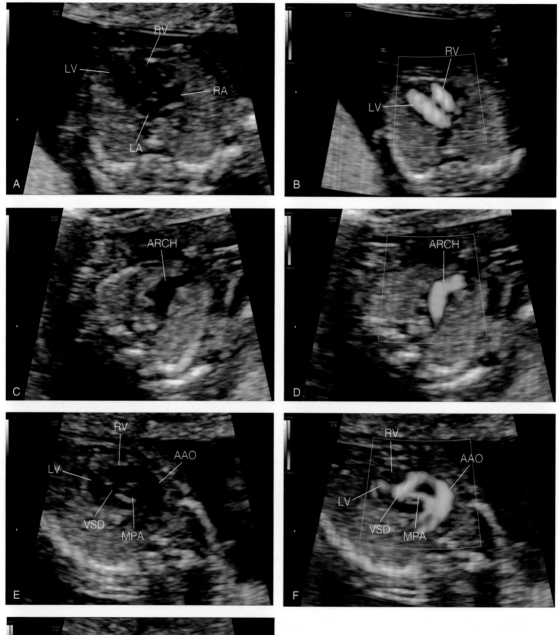

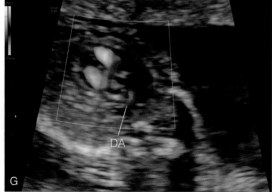

图4-2-13　妊娠15⁺²周复查超声所见

A、B.四腔心切面可见房室连接一致，彩色多普勒未见明显异常；C、D.三血管气管切面仅见主动脉弓；E、F.二维超声流出道切面可见室间隔上端连续性中断，两条大动脉从左、右心室平行发出，肺动脉狭窄，室间隔上端可见由左向右分流；G.舒张期可见动脉导管逆向血流束。LA.左心房；LV.左心室；RA.右心房；RV.右心室；AAO.升主动脉；ARCH.主动脉弓；MPA.主肺动脉；DA.动脉导管；VSD.室间隔缺损

病例7

【病史信息】妊娠妇女，28岁，G2P1，妊娠11⁺³周，胎儿CRL为52mm，NT为3.2mm，鼻骨未见显示，静脉导管A波倒置，彩色多普勒三血管气管切面可见单一主动脉样血流束，流出道切面可见两束动脉血流从心室平行发出，超声筛查为大动脉转位，染色体异常为18-三体综合征，引产后胎儿病理解剖证实产前诊断。

【妊娠早期超声】图4-2-14。

【病理解剖】图4-2-15。

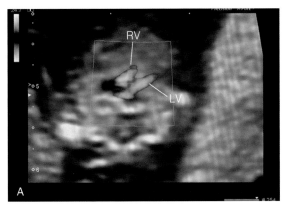
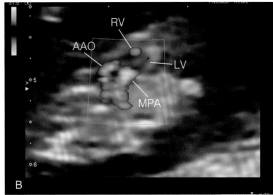
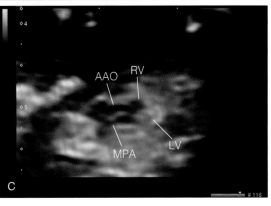

图4-2-14　妊娠11⁺³周胎儿大动脉转位的超声所见

A.彩色多普勒四腔心切面心室可见对称两束血流；B.三血管气管切面可见单一主动脉样血流束，动态扫查流出道切面可见两条大动脉血流束起始部平行发出；C.二维超声可见两条大动脉平行发出。LV.左心室；RV.右心室；AAO.升主动脉；MPA.主肺动脉

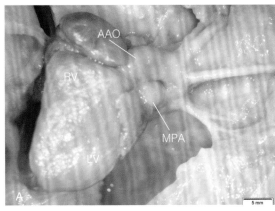
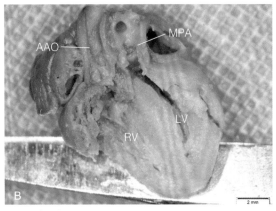

图4-2-15　妊娠13⁺³周胎儿病理解剖所见

A.房室连接一致，心室与大动脉连接不一致，两大动脉从心底平行发出，主动脉位于右前处，肺动脉位于左后处（体视显微镜下放大8倍）；B.主动脉与右心室相连，肺动脉与左心室相连（体视显微镜下放大10倍）。LV.左心室；RV.右心室；AAO.升主动脉；MPA.主肺动脉

三、右心室双出口

右心室双出口（double ouelet right ventricle，DORV）发病率约为0.09/1000，是胚胎时期动脉圆锥未被吸收和扭转，造成主动脉及肺动脉完全发自右心室，或一条大动脉完全发自右心室，另一条大动脉绝大部分发自右心室，二尖瓣与主动脉间的纤维连续消失，被肌性结构取代，室间隔缺损是左心室唯一的出口，常合并肺动脉狭窄。根据室间隔缺损的位置，其可分为4型，妊娠早期难于区分，合并13-三体综合征、18-三体综合征及基因异常型发生率高。

（一）妊娠早期超声筛查线索

妊娠早期心轴常发生改变，彩色多普勒四腔心切面心室可见两束基本对称血流束，也可见心室血流束不对称（病例1、病例2）；三血管气管切面未见正常"V"形，呈单一主动脉样血流束，需与法洛四联症、大动脉转位、肺动脉闭锁、永存动脉干等鉴别。

彩色多普勒流出道切面可见两条大动脉起始部从右心室平行发出（病例3），合并肺动脉狭窄时，可见肺动脉血流束窄于主动脉（病例4），妊娠早期肺动脉重度狭窄时，血流常难于显示，仅显示单一主动脉样血流束（病例5、病例6）。

（二）病例介绍

病例1

【病史信息】妊娠妇女，34岁，G3P1，妊娠14⁺²周，胎儿CRL为66mm，NT为9.1mm，脐膨出，鼻骨未见显示，静脉导管A波倒置，三尖瓣反流，全身水肿。彩色多普勒四腔心切面及三血管气管切面异常，流出道切面见两条大动脉均发自右心室，染色体异常为18-三体综合征，胎儿病理解剖诊断为右心室双出口。

【妊娠早期超声】图4-3-1。

【病理解剖】图4-3-2。

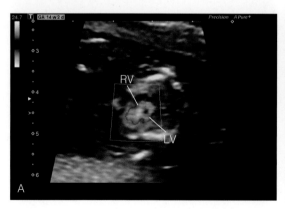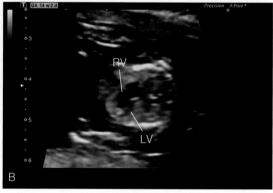

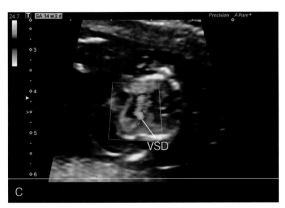

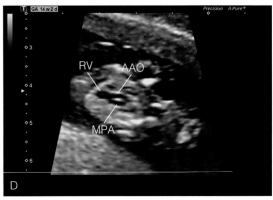

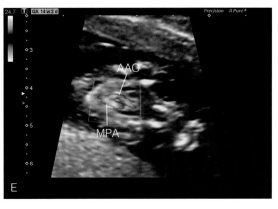

图4-3-1　妊娠14⁺²周胎儿右心室双出口超声所见

A.彩色多普勒四腔心切面可见左心室血流束狭小；B.二维超声左心室发育不良；C.室间隔上端可见左向右分流束；D、E.流出道切面可见两条大动脉平行发自右心室。LV.左心室；RV.右心室；AAO.升主动脉；MPA.主肺动脉；VSD.室间隔缺损

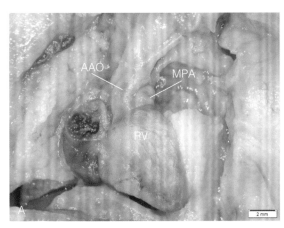

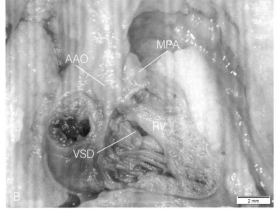

图4-3-2　妊娠15周胎儿病理解剖所见

A、B.主动脉及肺动脉起始部平行发出，主动脉位于右前处，肺动脉位于左后处（A、B分别为体视显微镜下放大6.7、8倍）。RV.右心室；AAO.升主动脉；MPA.主肺动脉；VSD.室间隔缺损

病例2

【病史信息】妊娠妇女，31岁，G2P0，妊娠13⁺³周，胎儿CRL为64mm，NT为2.7mm，脐膨出，鼻骨可见，静脉导管A波倒置，彩色多普勒四腔心切面及三血管气管切面异常，流出道切面可见两条大动脉均发自右心室，染色体异常为18-三体综合征，超声筛查考虑右心室双出口。

【妊娠早期超声】图4-3-3。

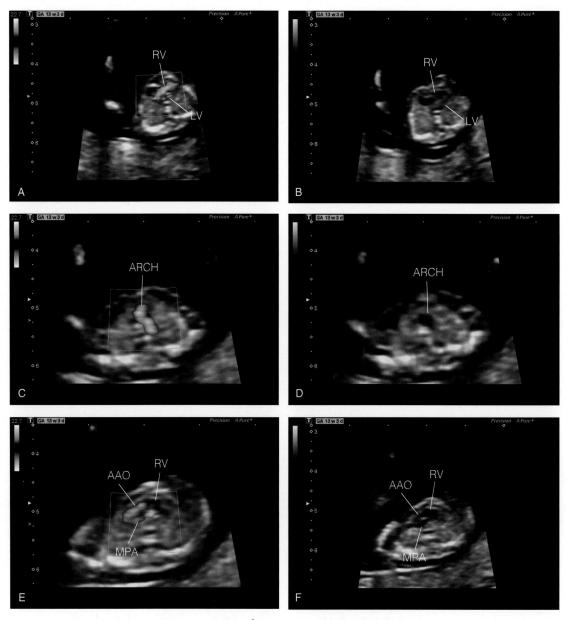

图4-3-3　妊娠13⁺³周胎儿右心室双出口超声所见

A.彩色多普勒四腔心切面可见左心室血流束狭小；B.二维超声左心室发育不良；C.彩色多普勒三血管气管切面仅见一主动脉样血流束；D.二维超声可见主动脉横弓；E、F.流出道切面见两条大动脉平行发自右心室。LV.左心室；RV.右心室；AAO.升主动脉；MPA.主肺动脉；ARCH.主动脉弓

　　病例3
　　【病史信息】妊娠妇女，26岁，G2P0，妊娠12周，胎儿CRL为55mm，NT为1.6mm，鼻骨可见，静脉导管正常，彩色多普勒四腔心切面未见明显异常，三血管气管切面异常，染色体核型结果为46，del（18）（p11;3），妊娠17⁺²周复查，诊断为右心室双出口、双肾缺如。
　　【妊娠早期超声】图4-3-4。
　　【妊娠中期超声】图4-3-5。

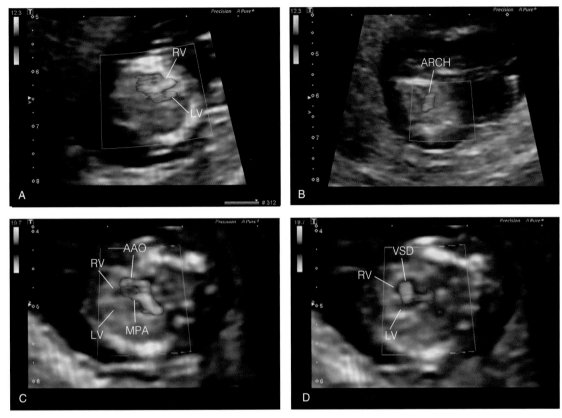

图4-3-4　妊娠12周胎儿右心室双出口超声所见

A.彩色多普勒四腔心切面心室可见两束对称血流；B.三血管气管切面仅见主动脉样血流束；C.三血管气管切面未见"V"形，流出道切面隐约可见两条大动脉平行发自右心室；D.室间隔上端可见左向右分流。LV.左心室；RV.右心室；AAO.升主动脉；MPA.主肺动脉；ARCH.主动脉弓；VSD.室间隔缺损

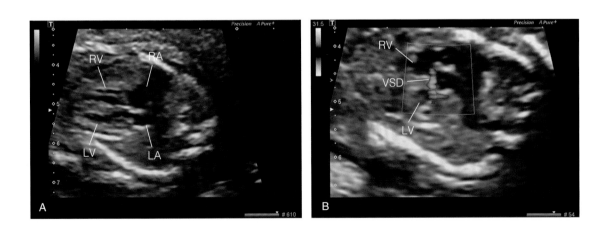

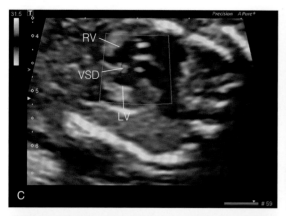

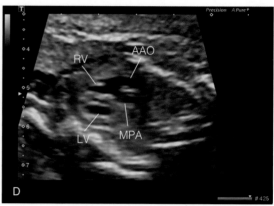

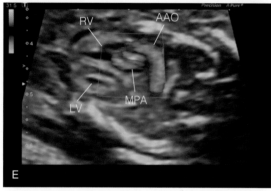

图4-3-5　妊娠17⁺²周复查超声所见

A.四腔心切面未见明显异常；B、C.室间隔上端见双向过隔分流；D、E.主动脉及肺动脉平行发自右心室，主动脉位于右前处，肺动脉位于左后处。LA.左心房；LV.左心室；RA.右心房；RV.右心室；AAO.升主动脉；MPA.主肺动脉；VSD.室间隔缺损

病例4

【病史信息】妊娠妇女，28岁，G2P0，IVF双胎，妊娠13⁺¹周，F1：CRL为77mm，NT为2.1mm，鼻骨未见显示，静脉导管正常，彩色多普勒四腔心切面可见右心室血流束较短，三血管气管切面可见单一主动脉样血流束；F2：CRL为80mm，NT为2.2mm，鼻骨可见，静脉导管正常。F1：染色体及微阵列检测未见异常，妊娠15⁺⁴周时进行复查，诊断为右心室双出口、肺动脉狭窄。

【F1妊娠早期超声】图4-3-6。

【F1妊娠中期超声】图4-3-7。

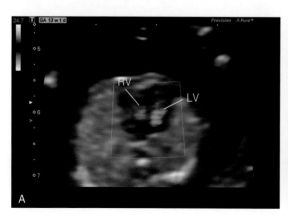

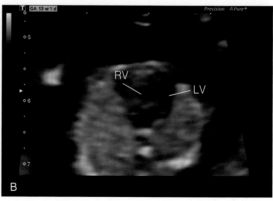

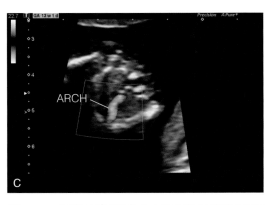

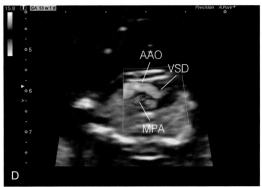

图4-3-6 妊娠13⁺¹周胎儿右心室双出口伴肺动脉狭窄超声所见

A.彩色多普勒四腔心切面可见右心室血流束短于左心室；B.二维超声隐约可显示四腔心；C.彩色多普勒三血管气管切面仅见一主动脉样血流束；D.流出道切面可见两条大动脉血流束平行发自右心室，主动脉位于右前处，狭窄的肺动脉位于左后处；E.二维超声隐约可显示两大动脉间关系。LV.左心室；RV.右心室；AAO.升主动脉；MPA.主肺动脉；VSD.室间隔缺损；ARCH.主动脉弓

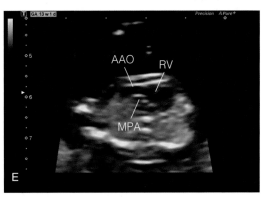

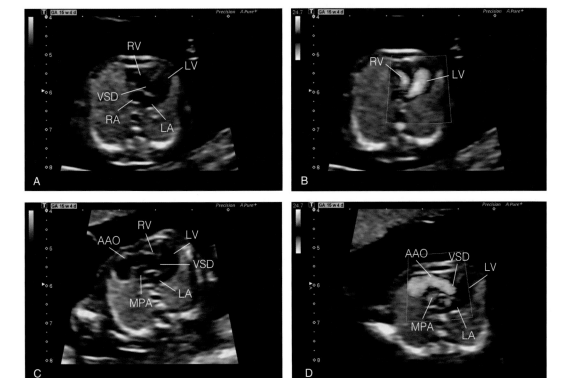

图4-3-7 妊娠15⁺⁴周复查超声所见

A.四腔心切面可见室间隔上端连续性中断，右心室长径短；B.舒张期可见右心室血流束较左心室明显短；C、D.二维超声及彩色多普勒流出道切面可见两条动脉平行发自右心室，主动脉增宽位于右前处，肺动脉狭窄位于左后处。LA.左心房；LV.左心室；RA.右心房；RV.右心室；AAO.升主动脉；MPA.主肺动脉；VSD.室间隔缺损

病例5

【病史信息】妊娠妇女，31岁，G2P1，妊娠13^{+2}周，胎儿CRL为74mm，NT为5.0mm，鼻骨可见，静脉导管正常，腹腔内可见高回声团，腹腔积液，彩色多普勒四腔心切面正常，三血管气管切面可见单一动脉样血流束，染色体及微阵列检测未见异常，妊娠15^{+6}周复查，诊断为右心室双出口、肺动脉狭窄，引产后胎儿心脏病理解剖证实产前诊断。

【妊娠早期超声】图4-3-8。

【妊娠中期超声】图4-3-9。

【病理解剖】图4-3-10。

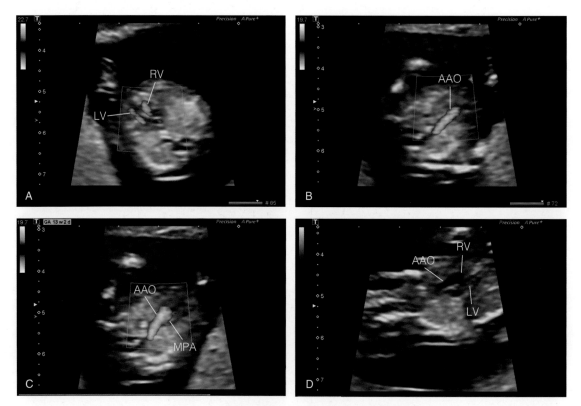

图4-3-8 妊娠13^{+2}周胎儿右心室双出口超声所见

A.彩色多普勒四腔心切面心室可见两束对称血流，心脏位于胸廓中央，心尖指向前方中位心；B.三血管气管切面仅见单一动脉样血流束，动态观察为主动脉样血流束；C.流出道切面可见两大动脉血流束平行发自右心室，肺动脉狭窄；D.二维超声流出道切面显示主动脉完全发自右心室。LV.左心室；RV.右心室；AAO.升主动脉；MPA.主肺动脉

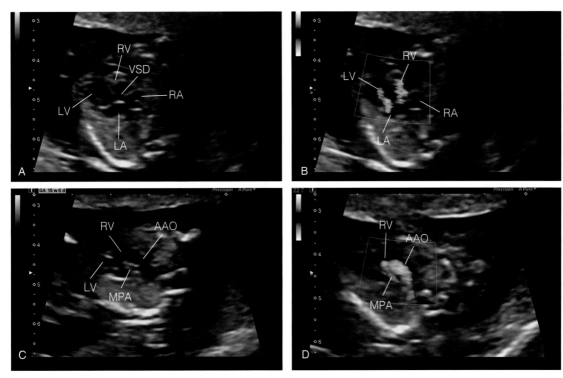

图4-3-9　妊娠15⁺⁶周复查超声所见

A.中位心，室间隔上端连续性中断；B.左、右心室可见两束基本对称血流；C、D.二维超声及彩色多普勒流出道切面可见两条动脉平行发出，主动脉增宽位于右前处，肺动脉狭窄位于左后处。LA.左心房；LV.左心室；RA.右心房；RV.右心室；AAO.升主动脉；MPA.主肺动脉；VSD.室间隔缺损

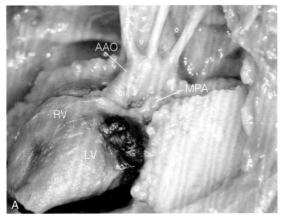

图4-3-10　妊娠16⁺³周胎儿病理解剖所见

A.主动脉及肺动脉从心底平行发出，肺动脉明显狭窄（体视显微镜下放大8倍）；B.两条大动脉均发自右心室（体视显微镜下放大6.7倍）。LV.左心室；RV.右心室；AAO.升主动脉；MPA.主肺动脉；VSD.室间隔缺损

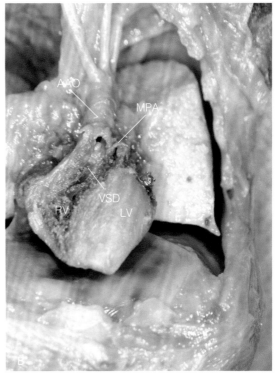

病例6

【病史信息】妊娠妇女，30岁，G3P1，妊娠13^{+1}周，胎儿CRL为69mm，胎儿NT为4.5mm，鼻骨未显示，静脉导管A波倒置，三尖瓣反流，全前脑，脐膨出，中央型唇腭裂，染色体异常为13-三体综合征。彩色多普勒四腔心切面正常，三血管气管切面见主动脉样血流束，流出道切面可见两条大动脉，均发自右心室，超声筛查为右心室双出口、肺动脉狭窄。

【妊娠早期超声】图4-3-11。

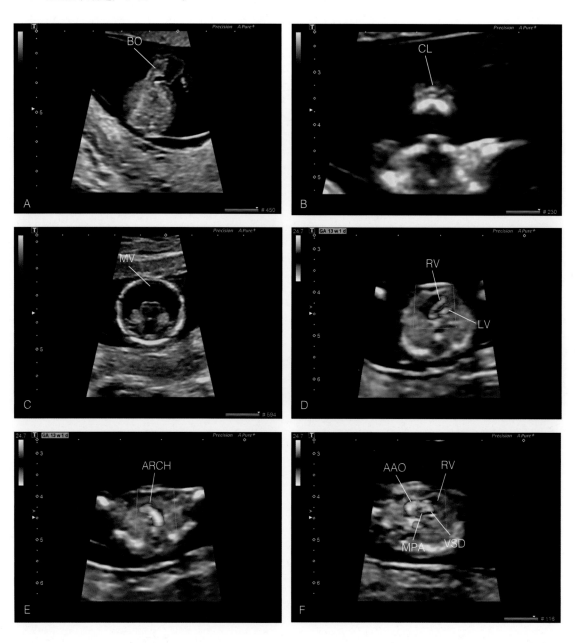

图4-3-11　妊娠13⁺²周胎儿右心室双出口、肺动脉狭窄超声所见

A.脐膨出；B.中央型唇腭裂；C.无叶全前脑；D.彩色多普勒四腔心切面正常；E.三血管气管切面仅见主动脉样血流束；F.室间隔上端见由左向右分流束，两条大动脉血流束均发自右心室；G.部分容积效益，主动脉与狭窄的肺动脉难以分辨。BO.肠管；CL.唇裂；MV.单一脑室；LV.左心室；RV.右心室；ARCH.主动脉弓；AAO.升主动脉；MPA.主肺动脉；VSD.室间隔缺损

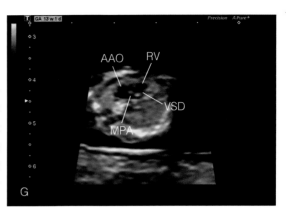

四、肺动脉闭锁

肺动脉闭锁（pulmonary atresia，PA）是指右心室与肺动脉无直接连通的复杂先心病。根据有无室间隔缺损，将其分为室间隔完整型肺动脉闭锁及室间隔缺损型肺动脉闭锁，也可为其他复杂先心病的一部分。

（一）妊娠早期超声筛查线索

1.室间隔完整型肺动脉闭锁　在活产儿中的发病率为（0.42～0.53）/10 000，根据右心大小及三尖瓣反流可分为两型，Ⅰ型和Ⅱ型。其中，以Ⅰ型为主，表现为右心室增厚，右心室腔发育不良；Ⅱ型为右心房及右心室明显增大，三尖瓣重度反流，需与三尖瓣下移畸形进行鉴别。

妊娠早期超声筛查线索为：Ⅰ型四腔心切面显示右心室壁增厚，彩色多普勒示右心室腔血流束短小（病例1）；Ⅱ型四腔心切面示右心房及右心室明显增大，三尖瓣重度反流（病例2）。彩色多普勒三血管气管切面常可见肺动脉为细小的逆向血流束或不显示，动脉导管逆向灌注肺动脉。

2.室间隔缺损型肺动脉闭锁　根据有无体-肺侧支动脉给肺供血可将其分为三型。①A型：无体-肺侧支动脉，由动脉导管逆向灌注供血；②B型：由体-肺侧支动脉及动脉导管双重供血；③C型：由体-肺侧支动脉供血。

妊娠早期超声筛查线索为：妊娠早期彩色多普勒四腔心切面可见正常左、右心室血流束。三血管气管切面常可见肺动脉为细小的逆向血流束，或肺动脉血流束不显示（病例3），动脉导管可逆向灌注肺动脉融合部；部分肺动脉闭锁为复杂先心病的伴发畸形（病例4），依据彩色多普勒，三血管气管切面可见肺动脉及动脉导管逆向血流，可以提示其诊断，妊娠早期罕见观察到体-肺侧支动脉（病例5）。早期与法洛四联症、右心室双出口、永存动脉干等动脉圆锥干畸形难以鉴别。

（二）病例介绍

病例1

【病史信息】妊娠妇女，21岁，G1P0，妊娠14周，胎儿CRL为61mm，NT为1.5mm，鼻骨可见显示，静脉导管A波倒置，彩色多普勒四腔心切面及三血管气管切面均异常。妊娠17周复查，诊断为室间隔完整型肺动脉闭锁（Ⅰ型），胎儿心脏病理解剖证实产前诊断。

【妊娠早期超声】图4-4-1。

【妊娠中期超声】图4-4-2。

【病理解剖】图4-4-3。

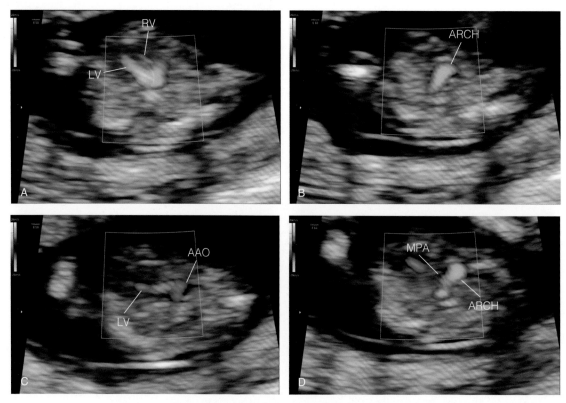

图4-4-1 妊娠14周胎儿室间隔完整型肺动脉闭锁（Ⅰ型）超声所见

A.彩色多普勒四腔心切面可见右心室血流束明显窄于左心室；B.三血管气管切面仅见一主动脉样血流束；C.彩色多普勒左心室流出道切面可显示；D.部分心动周期内肺动脉可见细小的逆向血流。LV.左心室；RV.右心室；ARCH.主动脉弓；MPA.主肺动脉；AAO.升主动脉

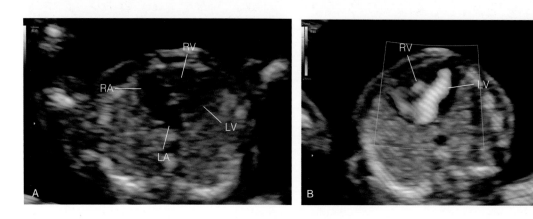

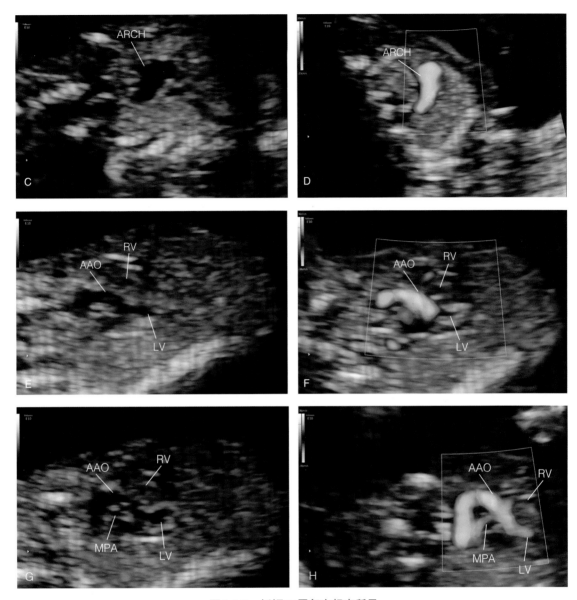

图4-4-2　妊娠17周复查超声所见

A.四腔心切面可见右心室发育不良，右心室壁增厚；B.彩色多普勒右心室血流束明显短小；C、D.三血管气管切面仅见一主动脉；E、F.左心室流出道切面正常，未见室间隔缺损；G.动态扫查，右心室流出道切面肺动脉瓣未见启闭，主肺动脉内径明显狭窄；H.动脉导管逆灌肺动脉。LA.左心房；LV.左心室；RA.右心房；RV.右心室；ARCH.主动脉弓；MPA.主肺动脉；AAO.升主动脉

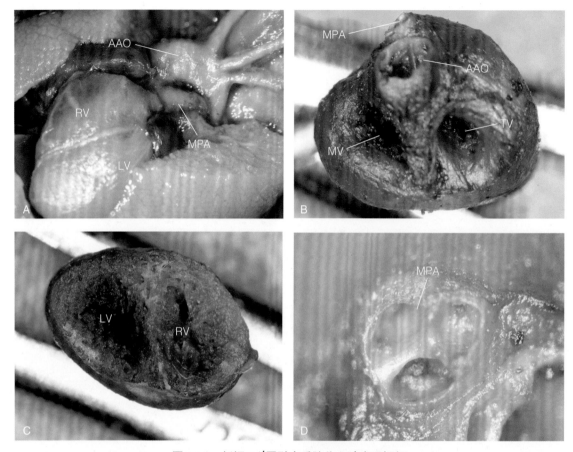

图4-4-3　妊娠17⁺⁴周引产后胎儿心脏病理解剖

A.右心室明显小于左心室（体视显微镜下放大6.7倍）；B.三尖瓣瓣环明显偏小（体视显微镜下放大6.7倍）；C.右心室腔明显狭小（体视显微镜下放大6.7倍）；D.肺动脉瓣三叶，粘连闭锁（体视显微镜下放大30倍）。LV.左心室；RV.右心室；MPA.主肺动脉；AAO.升主动脉；MV.二尖瓣；TV.三尖瓣

　　病例2

　　【病史信息】妊娠妇女，21岁，G1P0，妊娠13⁺¹周，胎儿CRL为69mm，NT为2.4mm，鼻骨可见显示，静脉导管A波倒置，彩色多普勒四腔心切面及三血管气管切面均异常，染色体及微阵列检测未见异常，考虑为室间隔完整型肺动脉闭锁（Ⅱ型）。

　　【妊娠早期超声】图4-4-4。

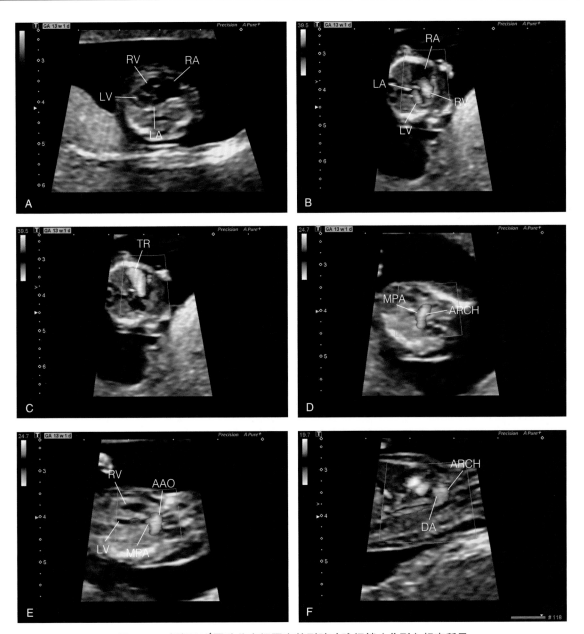

图4-4-4　妊娠13⁺¹周胎儿室间隔完整型肺动脉闭锁（Ⅱ型）超声所见

A.四腔心切面可见右心房、右心室明显增大；B.右心室血流束宽于左心室；C.三尖瓣见重度反流；D.三血管气管切面可见肺动脉为细小的逆向血流；E.右心室流出道切面未见前向血流，肺动脉瓣闭锁，融合部为逆向血流；F.主动脉弓长轴切面可见动脉导管逆向血流。LA.左心房；LV.左心室；RA.右心房；RV.右心室；TR.三尖瓣反流；ARCH.主动脉弓；MPA.主肺动脉；AAO.升主动脉；DA.动脉导管

病例3

【病史信息】妊娠妇女，25岁，G1P0，妊娠12^{+5}周，胎儿CRL为52mm，NT为1.4mm，鼻骨可见显示，静脉导管正常，彩色多普勒四腔心切面心室可见两束对称血流，三血管气管切面可见单一主动脉样血流束，妊娠19^{+3}周复查，诊断为室间隔缺损型肺动脉闭锁。

【妊娠早期超声】图4-4-5。

【妊娠中期超声】图4-4-6。

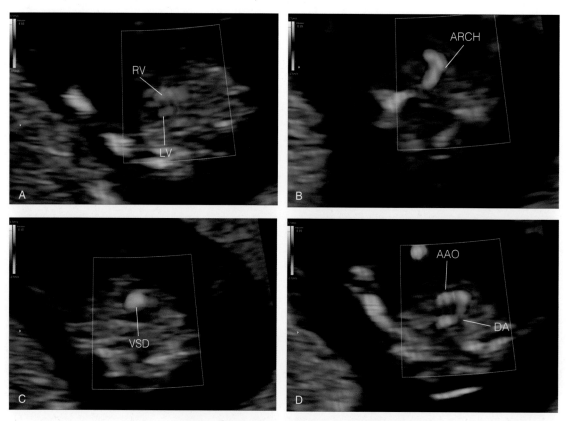

图4-4-5　妊娠12^{+5}周胎儿室间隔缺损型肺动脉闭锁超声所见

A.彩色多普勒四腔心切面可见左、右心室血流束对称；B.三血管气管切面仅见单一主动脉样血流束；C.室间隔上端可见由左向右分流；D.左心室流出道切面可见主动脉样血流束发自室间隔上端，降主动脉旁见动脉导管逆向血流。
LV.左心室；RV.右心室；ARCH.主动脉弓；VSD.室间隔缺损；DA.动脉导管；AAO.升主动脉

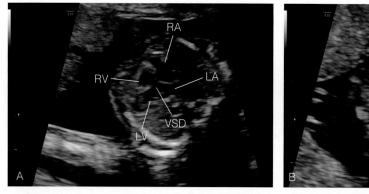

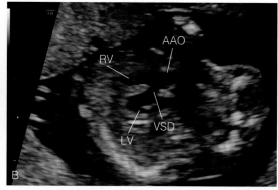

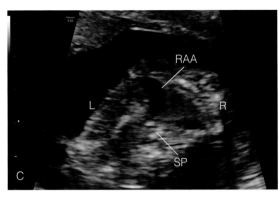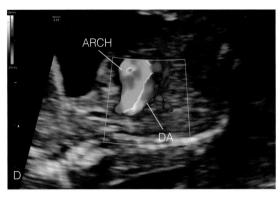

图4-4-6　妊娠19⁺³周复查超声所见

A.四腔心切面可见室间隔上端连续性中断；B.流出道切面可见主动脉骑跨于室间隔缺损上，右心室流出道呈盲端，未探及肺动脉主干；C.三血管气管切面仅见位于右侧的主动脉弓；D.可探及动脉导管逆向血流束。LA.左心房；LV.左心室；RA.右心房；RV.右心室；AAO.升主动脉；VSD.室间隔缺损；ARCH.主动脉弓；DA.动脉导管；RAA.右主动脉弓；L.左；R.右；SP.脊柱

病例4

【病史信息】妊娠妇女，30岁，G2P0，妊娠13周，胎儿CRL为65mm，NT为4.6mm，鼻骨可见，静脉导管A波倒置，彩色多普勒四腔心切面及三血管气管切面均异常，染色体及微阵列检测未见异常，引产后胎儿心脏病理解剖诊断为单心室、肺动脉闭锁。

【妊娠早期超声】图4-4-7。

【病理解剖】图4-4-8。

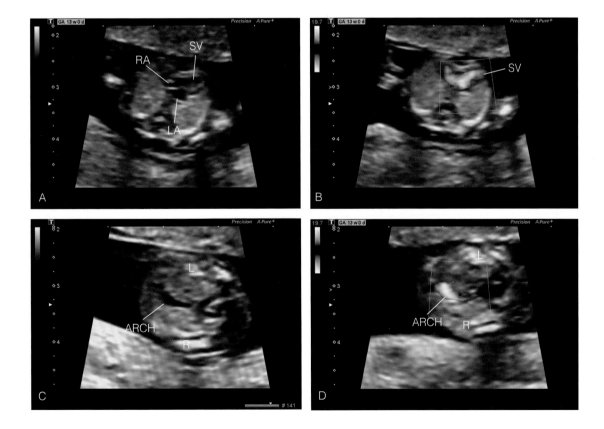

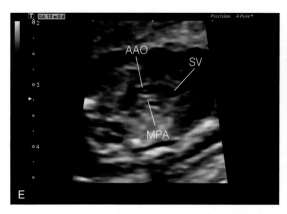
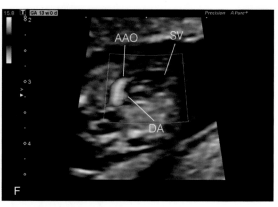

图4-4-7　妊娠13周胎儿单心室并肺动脉闭锁超声所见

A.四腔心切面未见室间隔回声呈单心室；B.从心房至心室仅见一束血流；C、D.三血管气管切面可见单一主动脉，位于椎体前方偏右侧；E.二维超声可见主动脉左后方隐约见闭锁的主动脉；F.彩色多普勒流出道切面仅见主动脉样血流束，动脉导管为逆向血流。LA.左心房；RA.右心房；SV.单心室；ARCH.主动脉弓；MPA.主肺动脉；AAO.升主动脉；DA.动脉导管；L.左；R.右

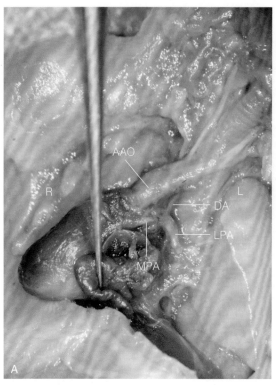
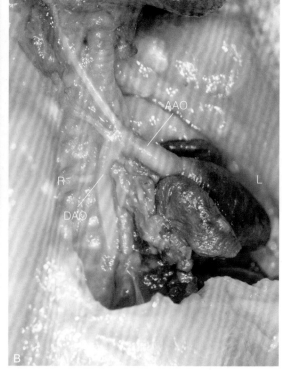

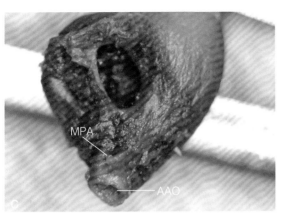
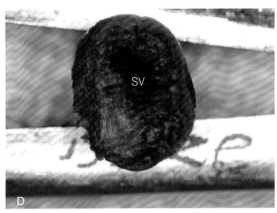

图4-4-8　妊娠13⁺⁵周引产后胎儿心脏病理解剖

A.主肺动脉闭锁，融合部可见（体视显微镜下放大6.7倍）；B.右位主动脉弓右位降主动脉（体视显微镜下放大6.7倍）；C.闭锁的肺动脉呈韧带样（体视显微镜下放大10倍）；D.心室横切面呈单心室（体视显微镜下放大8倍）。L.左；R.右；MPA.主肺动脉；AAO.升主动脉；DAO.降主动脉；DA.动脉导管；LPA.左肺动脉；SV.单心室

病例5

【病史信息】妊娠妇女，31岁，G1P0，妊娠13⁺³周，胎儿CRL为76mm，NT为2.2mm，鼻骨可见，静脉导管A波倒置，彩色多普勒四腔心切面及三血管气管切面均异常，染色体及微阵列检测未见异常，妊娠16⁺¹周复查，诊断为单心室、肺动脉闭锁并体-肺侧支动脉形成。

【妊娠早期超声】图4-4-9。

【妊娠中期超声】图4-4-10。

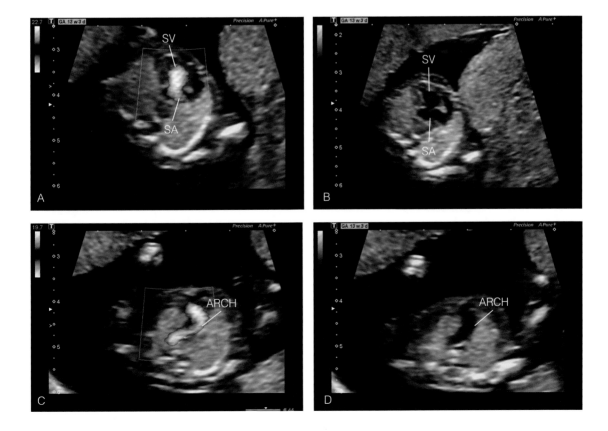

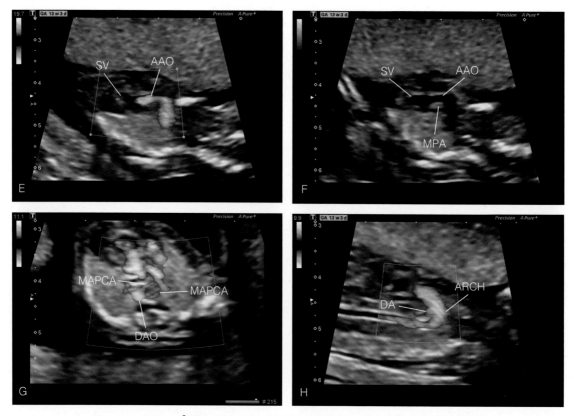

图4-4-9 妊娠13⁺³周胎儿单心室、肺动脉闭锁并体-肺侧支动脉形成超声所见

A.彩色多普勒四腔心切面心房至心室仅见一束血流；B.二维超声呈单心房、单心室改变；C、D.二维超声及彩色多普勒三血管气管切面可见单一主动脉；E.流出道切面可见主动脉与单心室相连；F.主动脉左后方见发育不良的肺动脉；G.可见体-肺侧支动脉供应肺；H.动脉导管可见逆向血流。SA.单心房；SV.单心室；ARCH.主动脉弓；MPA.主肺动脉；AAO.升主动脉；MAPCA.体-肺侧支动脉；DAO.降主动脉；DA.动脉导管

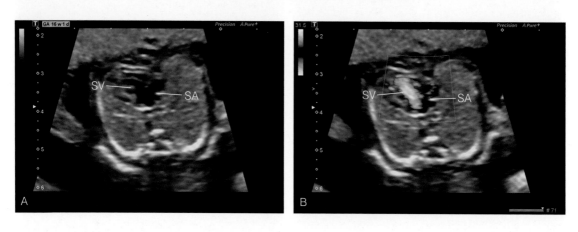

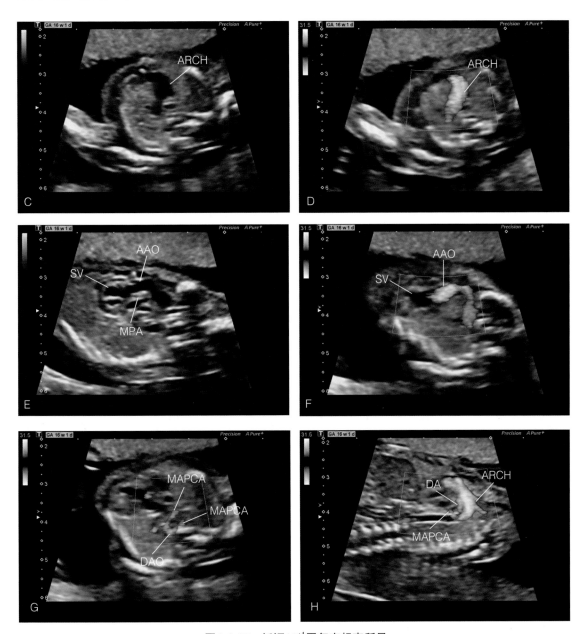

图4-4-10　妊娠16⁺¹周复查超声所见

A～H均与妊娠早期超声检查所示相同。SA.单心房；SV.单心室；ARCH.主动脉弓；MPA.主肺动脉；AAO.升主动脉；MAPCA.体-肺侧支动脉；DAO.降主动脉；DA.动脉导管

五、永存动脉干

永存动脉干（truncus arterious，TA）是由于胚胎发育缺陷，未能将原始动脉干分隔成主动脉与肺动脉，而留下共同的动脉干，且只有一组半月瓣跨于两心室之上，室间隔缺损位于共同动脉下，占先心病的1%～2%，常合并半月瓣畸形、镜像右位主动脉。染色体异常发生率高，常为21-三体综合征、18-三体综合征、13-三体综合征，22q11.2缺失。

Van Praugh将其分为四型：A1型，主肺动脉起源于共同动脉干左侧；A2型，左、右肺动脉分支起源于共同动脉干；A3型，一侧肺动脉起源于共同动脉干，左侧常见，一侧肺血由侧支动脉供应；A4型，永存动脉干合并主动脉弓离断。

（一）妊娠早期超声筛查线索

妊娠早期四腔心切面心室可见两束对称血流束，也可不对称。彩色多普勒三血管气管切面未见"V"形，仅见单一大动脉血流束（病例1）。

彩色多普勒流出道切面可见一主动脉样血流束发自室间隔上端，肺动脉主干及分支血流常难于显示（病例2）；三血管气管及主动脉弓长轴切面均未见动脉导管逆向血流。由于常合并半月瓣畸形，有研究显示半月瓣反流是妊娠早期筛查的重要线索。

（二）病例介绍

病例1

【病史信息】妊娠妇女，29岁，G2P0，妊娠12周，胎儿CRL为47mm，NT为1.2mm，鼻骨可见，静脉导管正常，彩色多普勒四腔心切面可见右心室血流束偏窄，三血管气管切面可见单一动脉血流束，微阵列检测结果为22q12.3p13.33缺失，妊娠14⁺⁴周复查，诊断为A1型永存动脉干。

【妊娠早期超声】图4-5-1。

【妊娠中期超声】图4-5-2。

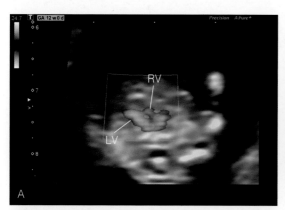
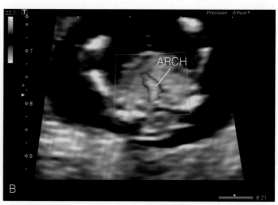
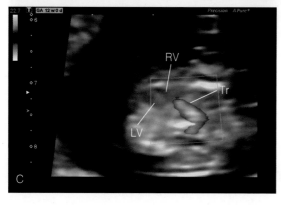

图4-5-1 妊娠12周A1型永存动脉干超声所见

A.四腔心切面可见右心室血流束窄于左心室；B.彩色多普勒三血管气管切面仅见单一主动脉样血流束；C.流出道切面似见主动脉样血流束从室间隔上端发出。LV.左心室；RV.右心室；ARCH.主动脉弓；Tr.共同动脉干

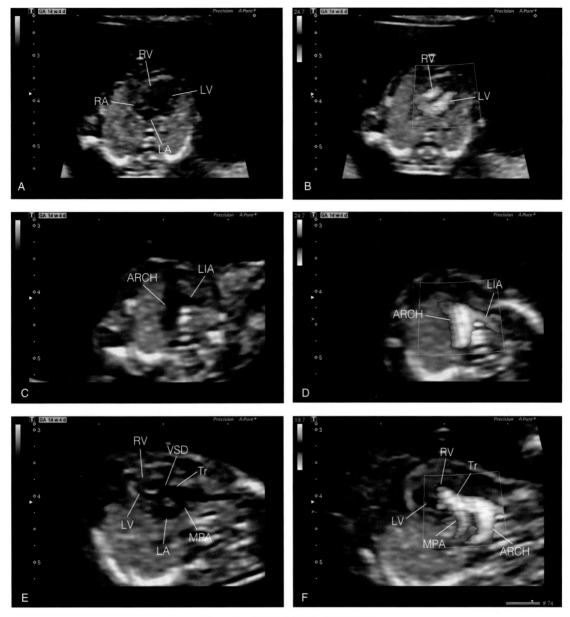

图4-5-2　妊娠14⁺⁴周复查超声所见

A、B.二维超声及彩色多普勒四腔心切面可见右心室偏小，右心室血流束窄于左心室；C、D.主动脉横弓发出左头臂动脉；E.流出道切面可见共同动脉干骑跨于室间隔缺损上，肺动脉主干发自共同动脉干的左后方；F.动态扫查未探及动脉导管前向及逆向血流束。LA.左心房；LV.左心室；RA.右心房；RV.右心室；ARCH.主动脉弓；MPA.主肺动脉；LIA.左头臂动脉；Tr.共同动脉干；VSD.室间隔缺损

病例2

【病史信息】妊娠妇女，31岁，G2P0，妊娠13周，胎儿CRL为65mm，NT为2.2mm，鼻骨可见，静脉导管正常，彩色多普勒四腔心切面心室可见两束对称血流，三血管气管切面可见单一动脉血流束，妊娠17周复查，诊断为A4型永存动脉干，引产后胎儿病理解剖证实产前诊断。

【妊娠早期超声】图4-5-3。

【妊娠中期超声】图4-5-4。

【病理解剖】图4-5-5。

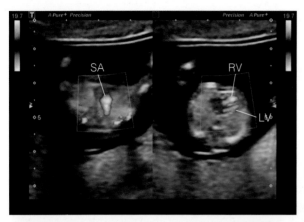

图4-5-3 妊娠13周胎儿A4型永存动脉干超声所见
彩色多普勒四腔心切面心室可见两束对称血流，三血管气管切面仅见单一动脉血流束。LV.左心室；RV.右心室；SA.单一动脉

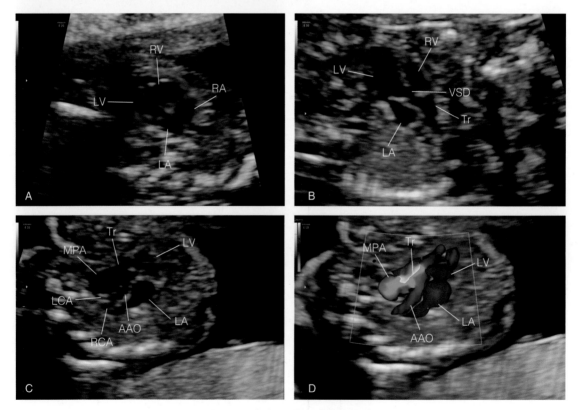

图4-5-4 妊娠17周复查超声所见

A.四腔心切面未见明显异常；B.流出道切面见共同动脉骑跨于室间隔缺损上；C.共同动脉瓣回声增强，主动脉发自共同动脉右侧，发出左、右颈总动脉后未见其与降主动脉连续；D.共同动脉前向血流速度增快，可见五彩镶嵌加速血流。LA.左心房；LV.左心室；RA.右心房；RV.右心室；AAO.升主动脉；MPA.主肺动脉；RCA.右颈总动脉；LCA.左颈总动脉；Tr.共同动脉干；VSD.室间隔缺损

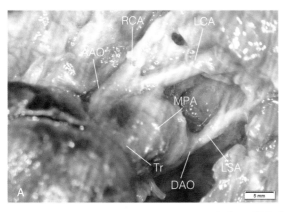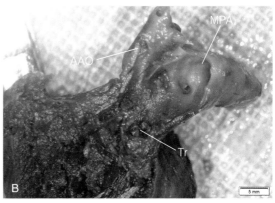

图4-5-5　妊娠17⁺⁵周引产后胎儿病理解剖所见

A.主动脉弓离断（体视显微镜下放大6.7倍）；B.主动脉及肺动脉均发自共同动脉（体视显微镜下放大8倍）。AAO.升主动脉；DAO.降主动脉；MPA.主肺动脉；RCA.右颈总动脉；LCA.左颈总动脉；LSA.左锁骨下动脉；Tr.共同动脉干

六、先天性半月瓣缺如

先天性半月瓣缺如（congenital absence of semilunar valve leaflets，CASV）是一种罕见的先心病，其特征是半月瓣缺失或发育不全，同时可伴有不同程度的瓣环发育不全，如主动脉瓣缺如、肺动脉瓣缺如及双动脉瓣缺如。

根据降主动脉有无逆向血流灌注心室，分为"窃血型"及"非窃血型"，"窃血型"降主动脉血流反向灌注心室，造成心室容量负荷过重和体循环灌注的严重不足，超声检查可表现为心脏增大、心率增快、病理性三尖瓣反流，并因心力衰竭导致其他继发性超声改变，如NT增厚、水肿胎、静脉导管A波倒置、大脑中动脉及脐动脉舒张期血流反向，中孕早期前即可因心力衰竭及体循环灌注不足而胎死宫内，13-三体综合征及18-三体综合征发生率高。"非窃血型"半月瓣缺如以妊娠中期肺动脉瓣缺如的报道常见，常合并法洛四联症及动脉导管缺如，不引起心力衰竭，肺动脉瓣环处常附着瓣膜遗迹，在活产儿中的发生率为0.2%～0.4%，与22q11.2缺失关系密切。

（一）妊娠早期超声筛查线索

"窃血型"与13-三体综合征及18-三体综合征关系密切，妊娠早期全前脑、脐膨出、手内翻、颈部淋巴水囊瘤等表型异常发生率高。"窃血型"常合并胎儿心力衰竭征象，如心脏增大、三尖瓣反流、NT增厚、静脉导管A波倒置、皮肤水肿、腹腔积液、胸腔积液等。彩色多普勒三血管气管切面可见主动脉和（或）肺动脉红蓝交替的往返血流，频谱多普勒显示收缩期和舒张期双向频谱曲线，有学者称其为"进出征"，流出道切面可见舒张期动脉大量血液反流至心室。相关病例包括主动脉瓣缺如（病例1、病例2），肺动脉瓣缺如（病例3）、双动脉瓣缺如（病例4、病例5）。

"非窃血型"不发生心力衰竭，以法洛四联症伴肺动脉瓣缺如常见，彩色多普勒三血管气管切面可见单一主动脉样血流束，右心室流出道切面可见肺动脉"进出征"（病例6）。

（二）病例介绍

病例1

【病史信息】妊娠妇女，25岁，G2P0，妊娠13⁺³周，胎儿CRL为70mm，NT为3.3mm，鼻骨可显示，静脉导管A波缺失，腹腔积液，心脏增大，彩色多普勒三血管气管切面可见单一主动脉血流束，染色体核型为22q11.2缺失，妊娠14周引产后，心脏病理解剖诊断为主动脉瓣缺如、室间隔缺损型肺动脉闭锁、胸腺缺如。

【妊娠早期超声】图4-6-1。

【病理解剖】图4-6-2。

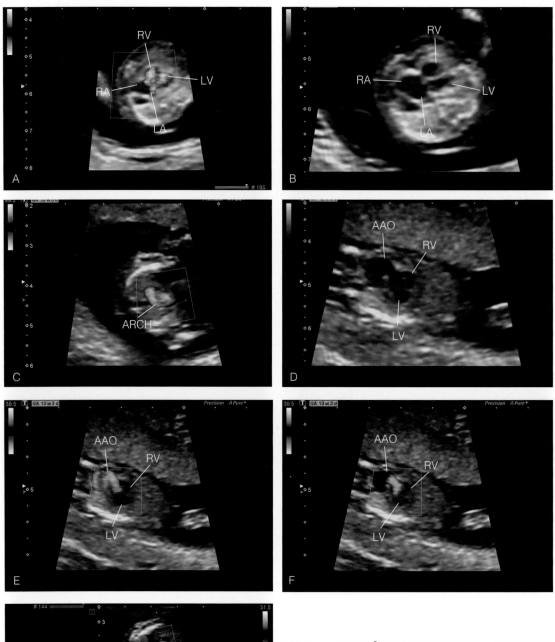

图4-6-1 妊娠13^{+3}周胎儿主动脉瓣缺如、室间隔缺损型肺动脉闭锁超声所见

A.彩色多普勒四腔心切面心室可见两束对称血流；B.全心增大；C.三血管气管切面仅见一主动脉样血流束；D.主动脉骑跨于室间隔缺损上；E、F.主动脉见"进出征"；G.频谱多普勒测得主动脉双期双向血流频谱。LA.左心房；LV.左心室；RA.右心房；RV.右心室；ARCH.主动脉弓；AAO.升主动脉

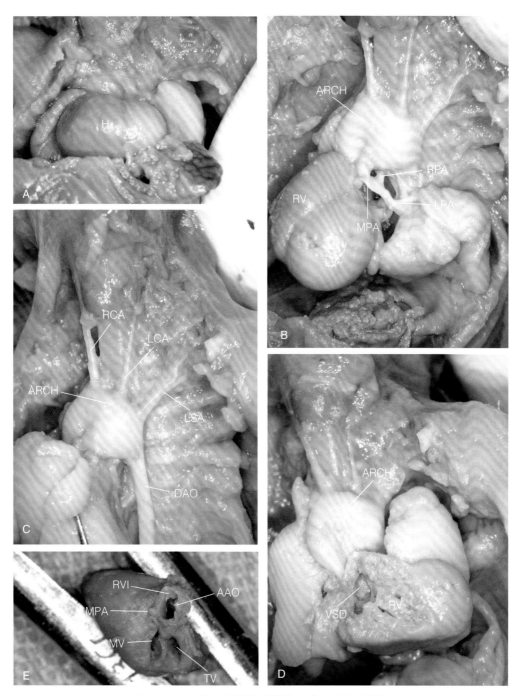

图4-6-2　妊娠14周引产后胎儿心脏病理解剖所见

A.心脏增大，胸腺缺如（体视显微镜下放大8倍）；B.升主动脉及主动脉弓极度扩张，主肺动脉及左、右肺动脉发育不良（体视显微镜下放大10倍）；C.降主动脉内径正常（体视显微镜下放大10倍）；D.主动脉骑跨于室间隔缺损上（体视显微镜下放大12倍）；E.主动脉近瓣环处闭锁呈韧带样，主动脉瓣环处未见瓣膜组织，可见瓣膜遗迹（体视显微镜下放大15倍）。H.心脏；LV.左心室；RV.右心室；ARCH.主动脉弓；RCA.右颈总动脉；LCA.左颈总动脉；LSA.左锁骨下动脉；DAO.降主动脉；TV.三尖瓣；MV.二尖瓣；LPA.左肺动脉；RPA.右肺动脉；MPA.主肺动脉；AAO.升主动脉；VSD.室间隔缺损；RVI.瓣膜遗迹

病例2

【病史信息】妊娠妇女，28岁，G1P0，妊娠12^{+5}周，胎儿CRL为59mm，NT为10.3mm，鼻骨可显示，静脉导管A波倒置，全身皮肤增厚，脐膨出，四腔心切面可见心脏增大，三尖瓣反流，彩色多普勒三血管气管切面异常，染色体异常为13-三体综合征，死胎，妊娠14周引产，胎儿心脏病理解剖诊断为主动脉瓣缺如。

【妊娠早期超声】图4-6-3。

【病理解剖】图4-6-4。

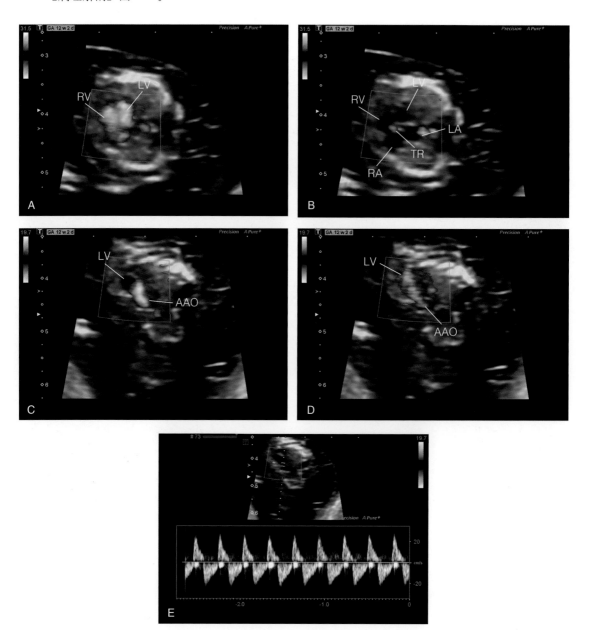

图4-6-3　妊娠12^{+5}周胎儿主动脉瓣缺如的超声所见

A.彩色多普勒四腔心切面心室可见两束对称血流；B.三尖瓣可见反流；C、D.主动脉血流呈"进出征"；E.频谱多普勒测得主动脉双期双向频谱。LA.左心房；LV.左心室；RA.右心房；RV.右心室；AAO.升主动脉；TR.三尖瓣反流

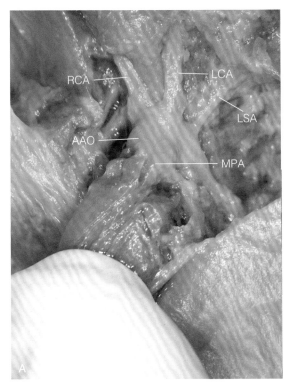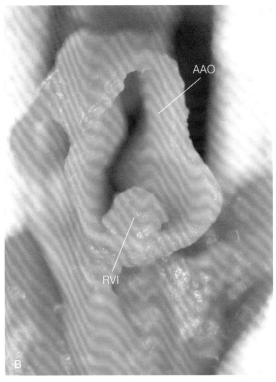

图4-6-4　妊娠14周引产后胎儿心脏病理解剖所见

A.大动脉关系正常，主动脉内径较肺动脉增宽（体视显微镜下放大10倍）；B.主动脉瓣环处未见瓣膜，可见舌状遗迹（体视显微镜下放大35倍）。AAO.升主动脉；MPA.主肺动脉；RCA.右颈总动脉；LCA.左颈总动脉；LSA.左锁骨下动脉；RVI.瓣膜遗迹

病例3

【病史信息】妊娠妇女，31岁，G3P0，妊娠11周，胎儿CRL为45mm，NT为3.7mm，全前脑，喙鼻，静脉导管A波倒置，彩色多普勒四腔心切面可见三尖瓣反流，三血管气管切面异常，染色体异常为13-三体综合征，妊娠12周引产，胎儿病理解剖诊断为肺动脉瓣缺如。

【妊娠早期超声】图4-6-5。

【病理解剖】图4-6-6。

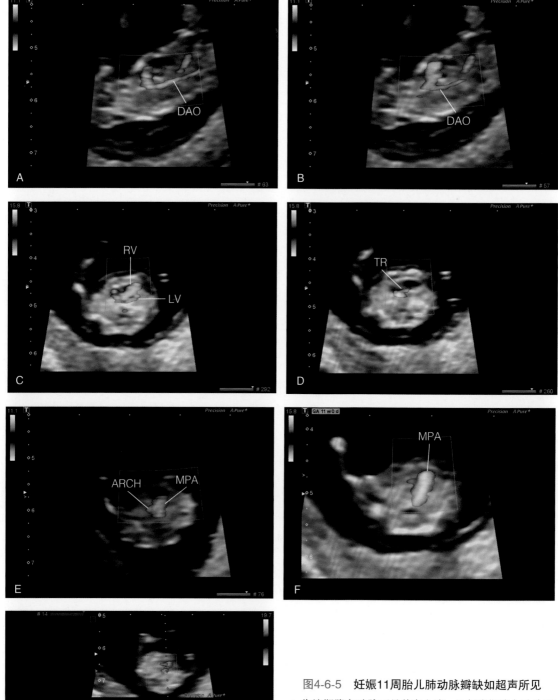

图4-6-5 妊娠11周胎儿肺动脉瓣缺如超声所见

A.收缩期降主动脉可见前向血流；B.舒张期降主动脉可见血流逆向灌注右心室；C.彩色多普勒四腔心切面左心室血流束狭窄；D.三尖瓣见中度反流；E、F.主肺动脉可见"进出征"；G.频谱多普勒测得主肺动脉双期双向频谱。DAO.降主动脉；LV.左心室；RV.右心室；ARCH.主动脉弓；MPA.肺动脉；TR.三尖瓣反流

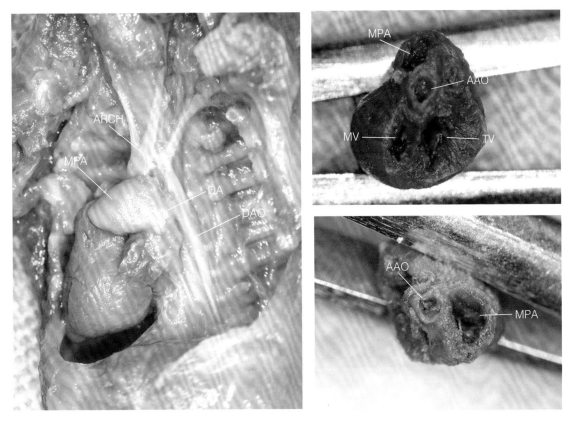

图4-6-6　妊娠12周引产后胎儿病理解剖所见

A.肺动脉及动脉导管增粗（体视显微镜下放大6.7倍）；B.左心室小于右心室（体视显微镜下放大12倍）；C.肺动脉瓣环处未见瓣膜组织（体视显微镜下放大15倍）。ARCH.主动脉弓；MPA.主肺动脉；DA.动脉导管；AAO.升主动脉；DAO.降主动脉；MV.二尖瓣；TV.三尖瓣

　　病例4

　　【病史信息】妊娠妇女，32岁，G3P1，妊娠14^{+1}周，胎儿CRL为64mm，全身水肿，NT为6.2mm，鼻骨可显示，静脉导管A波倒置，四腔心切面可见全心增大、三尖瓣反流，彩色多普勒三血管气管切面可见双动脉"进出征"，妊娠15周引产，胎儿心脏病理解剖诊断为双动脉瓣缺如。

　　【妊娠早期超声】图4-6-7。

　　【病理解剖】图4-6-8。

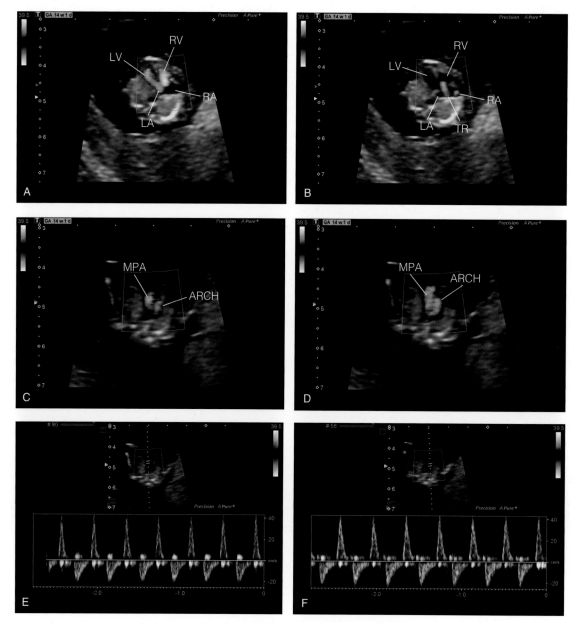

图4-6-7　妊娠14⁺¹周胎儿双动脉瓣缺如超声所见

A.全心增大，彩色多普勒四腔心切面心室可见两束对称血流束；B.收缩期可见三尖瓣反流；C、D.三血管气管切面主动脉及肺动脉可见"进出征"；E、F.频谱多普勒测得双动脉均为双期双向频谱。LA.左心房；LV.左心室；RA.右心房；RV.右心室；ARCH.主动脉弓；MPA.主肺动脉；TR.三尖瓣反流

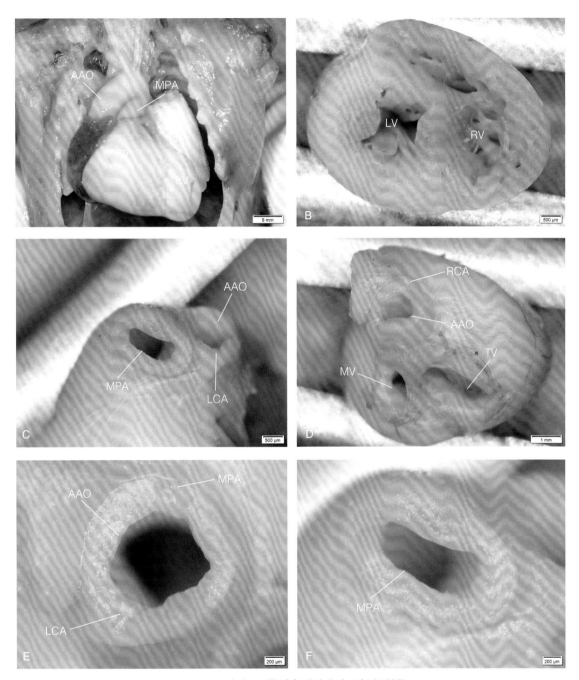

图4-6-8 妊娠15周引产后胎儿病理解剖所见

A.全心增大（体视显微镜下放大12倍）；B.室壁增厚（体视显微镜下放大20倍）；C、D.左、右冠状动脉起源处切面（C为体视显微镜下放大20倍；D为体视显微镜下放大40倍）；E.主动脉窦水平横切面，主动脉瓣环处未见瓣膜组织（体视显微镜下放大40倍）；F.肺动脉瓣环处未见瓣膜组织（体视显微镜下放大40倍）。LV.左心室；RV.右心室；AAO.升主动脉；MPA.主肺动脉；MV.二尖瓣；TV.三尖瓣；LCA.左冠状动脉；RCA.右冠状动脉

病例5

【病史信息】妊娠妇女，30岁，G2P1，妊娠13⁺¹周，胎儿CRL为66mm，NT为3.4mm，胸腔积液，单脐动脉，鼻骨未见显示，静脉导管A波倒置，四腔心切面心脏增大、三尖瓣反流，彩色多普勒三血管气管切面可见双动脉"进出征"，妊娠13⁺⁶周引产，胎儿心脏病理解剖诊断为双动脉瓣缺如。

【妊娠早期超声】图4-6-9。

【病理解剖】图4-6-10。

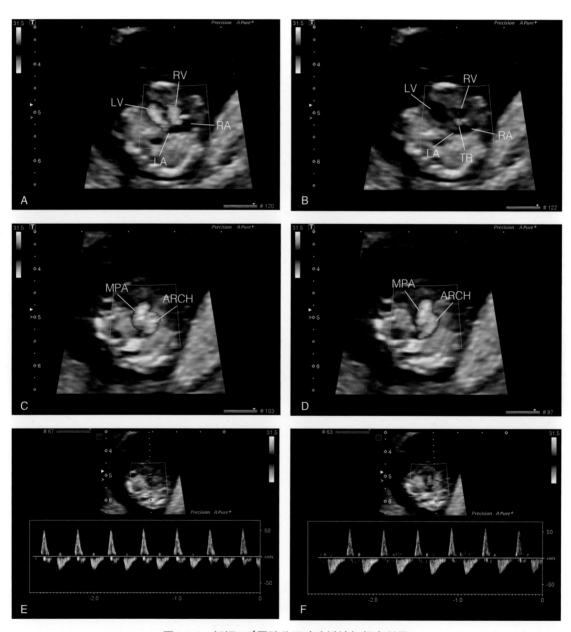

图4-6-9　妊娠13⁺¹周胎儿双动脉瓣缺如超声所见

A.心脏增大，彩色多普勒四腔心切面心室可见两束对称血流；B.收缩期可见三尖瓣反流；C、D.三血管气管切面主动脉及肺动脉可见"进出征"；E、F.频谱多普勒测得双动脉均为双期双向频谱。LA.左心房；LV.左心室；RA.右心房；RV.右心室；ARCH.主动脉弓；MPA.主肺动脉；TR.三尖瓣反流

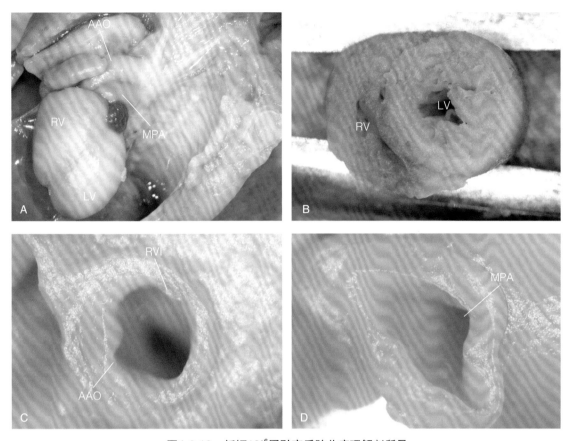

图4-6-10　妊娠13⁺⁶周引产后胎儿病理解剖所见

A.全心脏增大（体视显微镜下放大15倍）；B.室壁增厚（体视显微镜下放大20倍）；C.主动脉瓣缺环处未见瓣膜组织，可见月牙样瓣膜遗迹（体视显微镜下放大40倍）；D.肺动脉瓣环处未见瓣膜组织（体视显微镜下放大40倍）。
LV.左心室；RV.右心室；AAO.升主动脉；MPA.主肺动脉；RVI.瓣膜遗迹

病例6

【病史信息】妊娠妇女，25岁，G1P0，妊娠13⁺²周，胎儿CRL为74mm，NT为2.6mm，鼻骨可显示，静脉导管波形正常，彩色多普勒四腔心切面正常，三血管气管切面可见单一主动脉，右心室流出道切面显示肺动脉血流为"进出征"，妊娠16⁺³周复查，诊断为法洛四联症并肺动脉瓣缺如，妊娠17周引产，胎儿病理解剖证实产前诊断。

【妊娠早期超声】图4-6-11。

【妊娠中期超声】图4-6-12。

【病理解剖】图4-6-13。

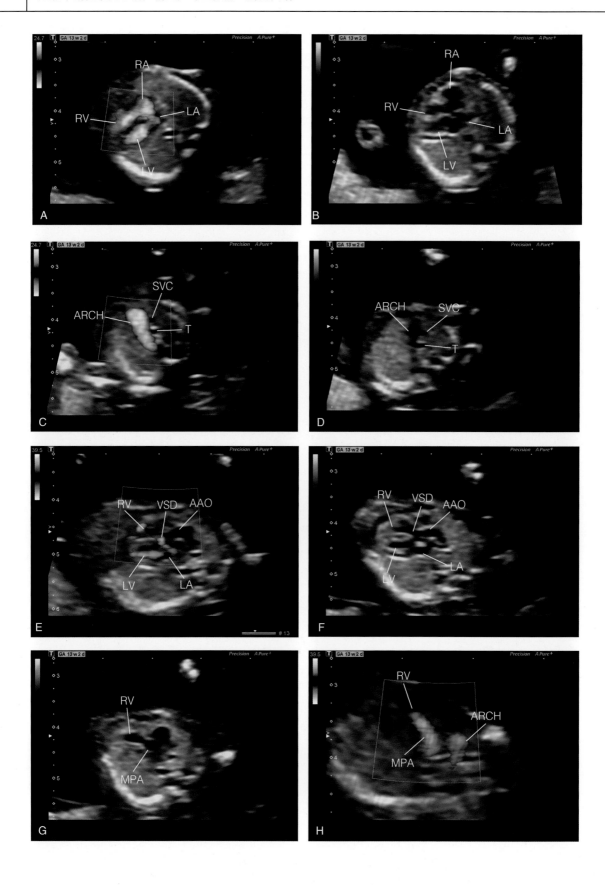

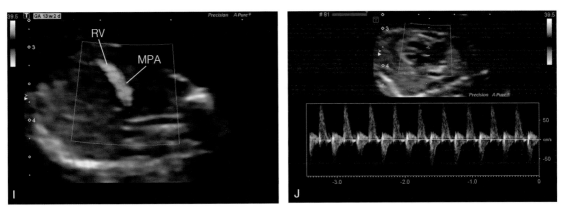

图4-6-11 妊娠13⁺²周胎儿法洛四联症并肺动脉瓣缺如超声所见

A、B.二维超声及彩色多普勒四腔心切面未见明显异常；C、D.三血管气管切面仅见一主动脉；E、F.左心室流出道切面主动脉骑跨于室间隔缺损上，室间隔上端可见由左向右分流；G.肺动脉瓣环缩窄，主干增宽；H、I.彩色多普勒示肺动脉可见"进出征"；J.频谱多普勒测得肺动脉为双期双向频谱。LA.左心房；LV.左心室；RA.右心房；RV.右心室；ARCH.主动脉弓；MPA.主肺动脉；AAO.升主动脉；VSD.室间隔缺损；T.气管；SVC.上腔静脉

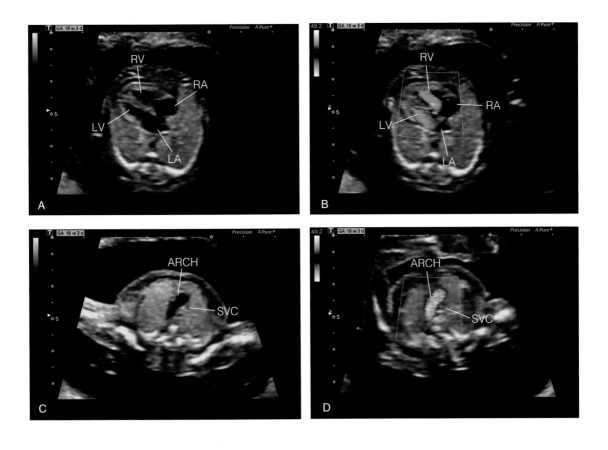

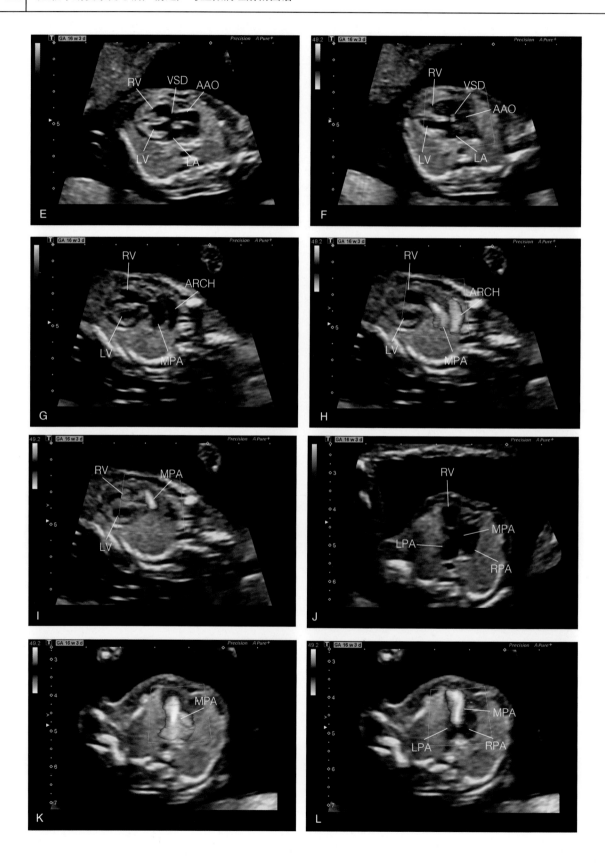

图4-6-12　妊娠16⁺³周复查超声所见

A、B.四腔心切面未见明显异常；C、D.三血管气管切面仅见主动脉横弓；E、F.左心室流出道切面可见主动脉骑跨于室间隔缺损上，室间隔上端可见左向右分流；G.肺动脉瓣环缩窄，主干增宽；H、I.彩色多普勒肺动脉可见"进出征"；J.肺动脉长轴切面瓣环缩窄，主干及左、右分支极度扩张，动脉导管缺如；K、L.彩色多普勒肺动脉长轴切面可见"进出征"；M.频谱多普勒测得主肺动脉双期双向频谱。LA.左心房；LV.左心室；RA.右心房；RV.右心室；ARCH.主动脉弓；MPA.主肺动脉；LPA.左肺动脉；RPA.右肺动脉；AAO.升主动脉；VSD.室间隔缺损

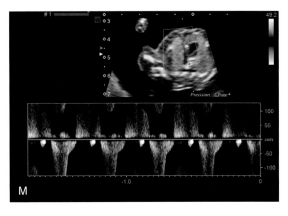

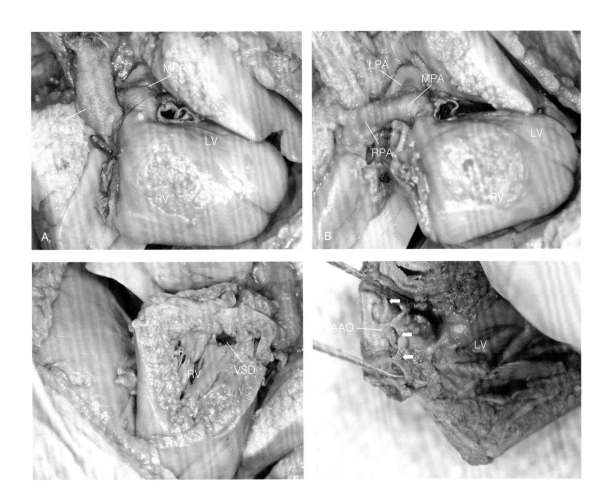

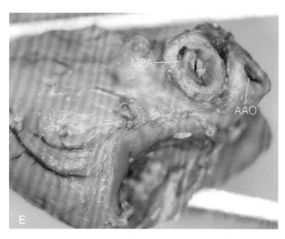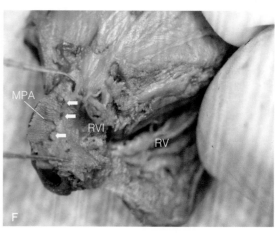

图4-6-13　妊娠17周引产后胎儿病理解剖所见

A.大动脉关系正常（体视显微镜下放大6.7倍）；B.肺动脉瓣环缩窄，主干及左右分支扩张（体视显微镜下放大6.7倍）；C.主动脉瓣下可见室间隔缺损（体视显微镜下放大10倍）；D.箭头所指主动脉瓣为正常三叶瓣（体视显微镜下放大12倍）；E.未见正常肺动脉瓣膜，为两片固定瓣膜遗迹（体视显微镜下放大12倍）；F.切开肺动脉瓣环，未见半月瓣，箭头所指为瓣膜遗迹。LV.左心室；RV.右心室；AAO.升主动脉；MPA.主肺动脉；LPA.左肺动脉；RPA.右肺动脉；VSD.室间隔缺损；RVI.瓣膜遗迹

第 5 章

Chapter 5

妊娠早期胎儿主动脉弓异常

一、主动脉弓缩窄

主动脉弓缩窄（coarctation of the aorta，CoA）是指在动脉导管区域的主动脉狭窄，缩窄范围通常较为局限，偶见长段缩窄，主动脉弓缩窄是一种常见的异常，占先心病的5%～8%，常合并室间隔缺损、主动脉瓣叶畸形、二尖瓣狭窄和永存左上腔静脉等。首先，主动脉弓缩窄与染色体异常相关，特纳综合征最为常见，早期胎儿水肿或颈部淋巴水囊瘤，应警惕主动脉弓缩窄存在；其次，主动脉弓缩窄与13-三体综合征、18-三体综合征相关，且22q11.2微缺失发生率高。

（一）妊娠早期超声筛查线索

彩色多普勒四腔心切面可见左心室血流束明显窄于右心室，通常是早期筛查的首要征象。三血管气管切面可见主动脉横弓血流束明显窄于主肺动脉，重度缩窄或近闭锁时，主动脉横弓可见逆向血流（病例1）。

部分主动脉弓缩窄妊娠早期左、右心室比例对称，仅在彩色多普勒三血管气管切面有相应表现（病例2）。妊娠早期超声筛查可正常，可呈进展性加重。

合并特纳综合征、13-三体综合征、18-三体综合征的超声异常表现（病例3），彩色多普勒四腔心切面及三血管气管切面出现上述表现，应警惕存在主动脉弓缩窄。

（二）病例介绍

病例1

【病史信息】妊娠妇女，31岁，G2P1，妊娠13^{+1}周，胎儿CRL为70mm，NT为8.8mm，鼻骨未见显示，静脉导管正常，彩色多普勒四腔心切面及三血管气管切面均异常。妊娠14周引产后，胎儿心脏病理解剖诊断为主动脉弓缩窄。

【妊娠早期超声】图5-1-1。

【病例解剖】图5-1-2。

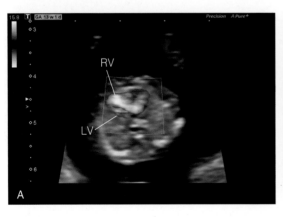
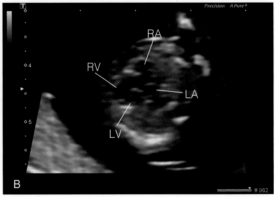

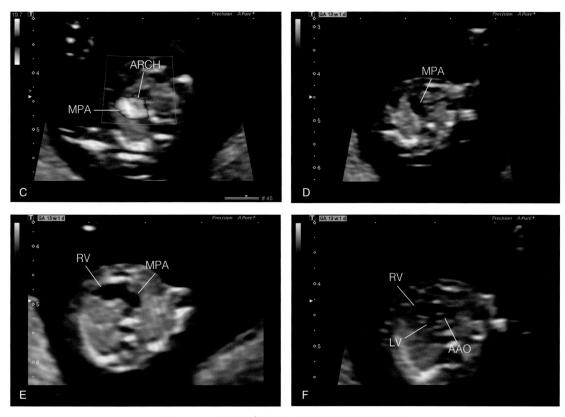

图5-1-1　妊娠13⁺¹周胎儿主动脉弓缩窄超声所见

A.彩色多普勒四腔心切面可见左心室血流束明显窄于右心室；B.二维超声可见左心室发育不良；C.彩色多普勒三血管气管切面主动脉横弓可见逆向血流；D.二维超声仅显示肺动脉，主动脉横弓发育不良，显示不清；E.右心室流出道切面可见肺动脉增宽；F.左心室流出道切面可见升主动脉狭窄。LA.左心房；LV.左心室；RA.右心房；RV.右心室；ARCH.主动脉弓；MPA.主肺动脉；AAO.升主动脉

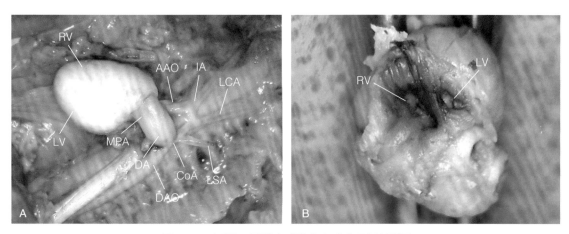

图5-1-2　妊娠14周引产后胎儿心脏病理解剖所见

A.主动脉缩窄，峡部显著，呈线样，主肺动脉及动脉导管增宽（体视显微镜下放大12倍）；B.左心室狭小，右心室相对增大（体视显微镜下放大15倍）。LV.左心室；RV.右心室；MPA.主肺动脉；DA.动脉导管；AAO.升主动脉；IA.头臂动脉；LCA.左颈总动脉；LSA.左锁骨下动脉；CoA.主动脉弓缩窄；DAO.降主动脉

病例2

【病史信息】妊娠妇女，30岁，G3P1，妊娠12⁺⁶周，胎儿CRL为70mm，NT为2.3mm，鼻骨未见显示，彩色多普勒四腔心切面正常，三血管气管切面异常。于妊娠15⁺⁵周及18⁺²周复查，诊断为主动脉弓缩窄、室间隔缺损。

【妊娠早期超声】图5-1-3。

【妊娠中期超声】图5-1-4、图5-1-5。

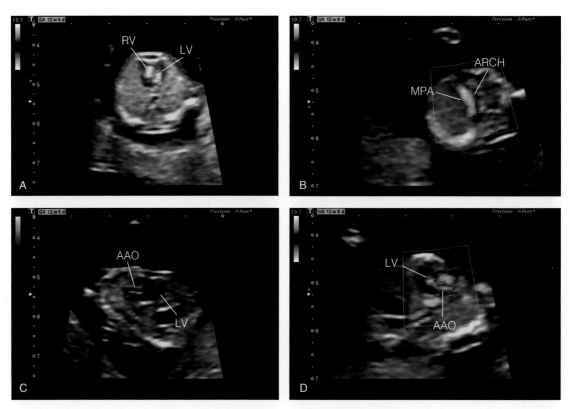

图5-1-3　妊娠12⁺⁶周胎儿主动脉弓缩窄超声所见

A.彩色多普勒四腔心切面心室可见两束对称血流；B.三血管气管切面可见主动脉横弓血流束窄，动脉导管血流束代偿性增宽；C、D.升主动脉明显窄于肺动脉。LV.左心室；RV.右心室；ARCH.主动脉弓；MPA.主肺动脉；AAO.升主动脉

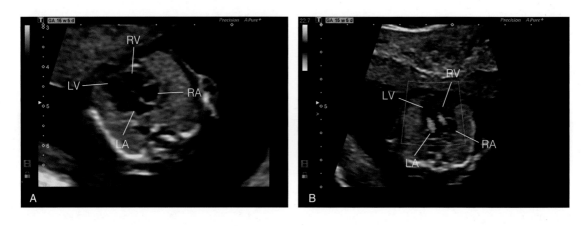

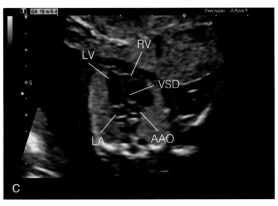

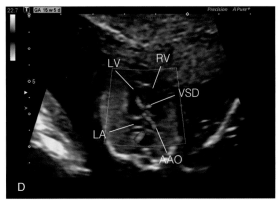

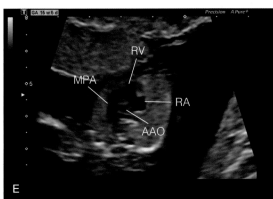

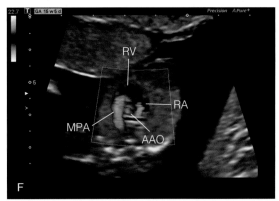

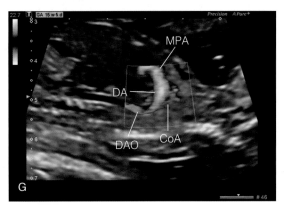

图5-1-4　妊娠15⁺⁵周复查超声所见

A、B.四腔心切面未见明显异常；C.左心室流出道切面可见室间隔上端连续性中断，升主动脉细小；D.升主动脉血流束窄，室间隔上端可见由左向右分流；E、F.右心室流出道切面可见肺动脉代偿性增宽；G.彩色多普勒主动脉弓长轴切面可见动脉导管血流束代偿性增宽，主动脉弓缩窄。LA.左心房；LV.左心室；RA.右心房；RV.右心室；MPA.主肺动脉；AAO.升主动脉；VSD.室间隔缺损；DA.动脉导管；CoA.主动脉弓缩窄；DAO.降主动脉

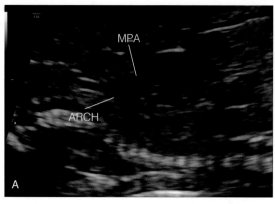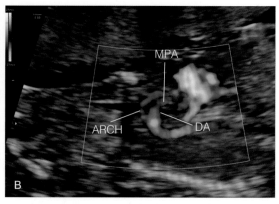

图5-1-5　妊娠18⁺²周复查超声所见

A.主动脉弓长轴切面可见明显狭窄，形态不规则；B.彩色多普勒主动脉弓血流束细小，动脉导管血流束代偿性增宽。MPA.主肺动脉；ARCH.主动脉弓；DA.动脉导管

病例3

【病史信息】妊娠妇女，33岁，G2P1，妊娠12⁺³周，胎儿CRL为65mm，NT为5.5mm，颈部淋巴水囊瘤并全身水肿，染色体异常为45X，彩色多普勒四腔心切面正常，三血管气管切面可见主动脉血流束偏窄，超声筛查考虑为主动脉弓缩窄。

【妊娠早期超声】图 5-1-6。

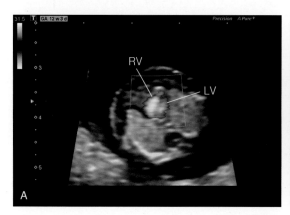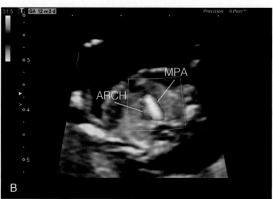

图5-1-6　妊娠12⁺³周胎儿主动脉弓缩窄超声所见

A.彩色多普勒四腔心切面心室可见两束对称血流；B.三血管气管切面可见主动脉弓血流束明显窄于主肺动脉，动脉导管血流束代偿性增宽。LV.左心室；RV.右心室；ARCH.主动脉弓；MPA.主肺动脉

二、主动脉弓离断

主动脉弓离断（interrupted aortic arch，IAA）是指升主动脉与降主动脉连续性中断的先天性心血管畸形，常合并室间隔缺损。主动脉弓离断可分为三型：①A型，中断位于左锁骨下动脉起始部远端；②B型，中断位于左锁骨动脉与左颈总动脉之间；③C型，中断位于左颈总动脉与无名动脉之间。主动脉弓离断常合并升主动脉发育不良、主动脉瓣畸形及室间隔缺损，22q11.2缺失发生率高。

（一）妊娠早期超声筛查线索

妊娠早期首要线索为左心室血流束窄于右心室，彩色多普勒三血管气管切面主动脉横弓血流束呈横切图像，明显窄于肺动脉，主动脉横弓与降主动脉连续性中断，动脉导管血流束代偿性增宽，妊娠早期与主动脉弓重度缩窄难于鉴别。

（二）病例介绍

【病史信息】妊娠妇女，39岁，G3P1，妊娠12^{+2}周，胎儿CRL为55mm，NT为6.6mm，鼻骨未见显示，静脉导管正常，彩色多普勒四腔心切面及三血管气管切面异常，染色体异常为18-三体综合征，妊娠15^{+3}周引产，胎儿心脏病理解剖诊断为B型主动脉弓离断、室间隔缺损。

【妊娠早期超声】图5-2-1。

【病理解剖】图5-2-2。

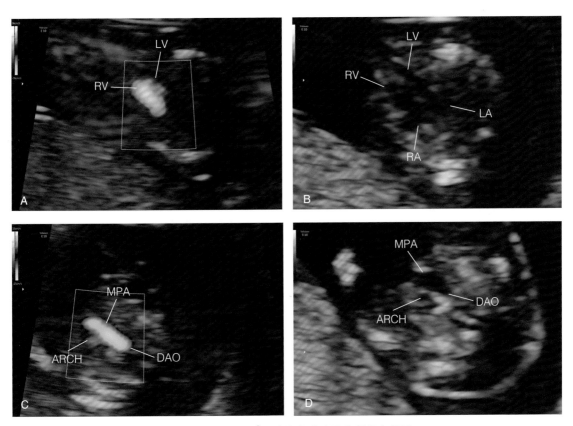

图5-2-1　妊娠12^{+2}周胎儿主动脉弓离断超声所见

A、B.二维超声及彩色多普勒四腔心切面可见左心室明显窄于右心室；C.彩色多普勒三血管气管切面可见肺动脉及动脉导管血流束增宽，主动脉弓血流束窄；D.彩色多普勒及二维超声动态扫查主动脉横弓内径明显小，未与降主动脉连续。LA.左心房；LV.左心室；RA.右心房；RV.右心室；ARCH.主动脉弓；MPA.主肺动脉；DAO.降主动脉

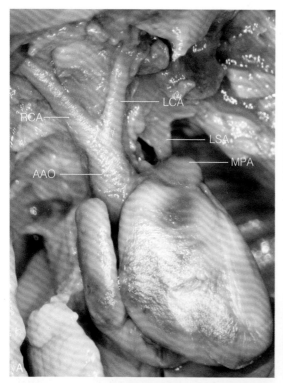

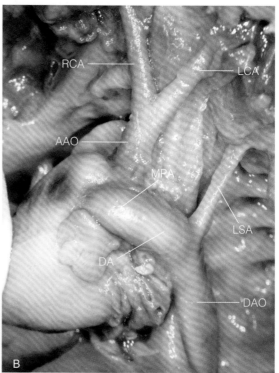

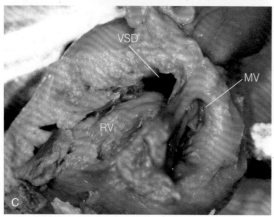

图5-2-2　妊娠15⁺³周引产后胎儿心脏病理解剖所见

A.升主动脉走行陡直（体视显微镜下放大8倍）；B.肺动脉及动脉导管增宽，主动脉弓发出右头臂动脉及左颈总动脉后连续性中断，左锁骨下动脉发自降主动脉（体视显微镜下放大8倍）；C.可见室间隔缺损（体视显微镜下放大10倍）。AAO.升主动脉；RCA.右颈总动脉；LCA.左颈总动脉；LSA.左锁骨下动脉；DAO.降主动脉；MPA.主肺动脉；DA.动脉导管；MV.二尖瓣；RV.右心室；VSD.室间隔缺损

三、右位主动脉弓

右位主动脉弓（right aortic arch，RAA）是指主动脉弓位于气管右侧，依据主动脉分支特点及动脉导管的位置可将其分为多个类型，其中以右位主动脉弓伴迷走左锁骨下动脉或无名动脉、左位动脉导管，形成"U"形血管环最为常见。除此之外，还有右位主动脉弓伴右位动脉导管、镜像右位主动脉弓等，镜像右位主动脉弓常合并其他复杂先心病，且22q11.2微缺失发生率高。

（一）妊娠早期超声筛查线索

未合并心内结构异常时，彩色多普勒四腔心切面心室可见两束对称血流。

右位主动脉弓伴迷走左锁骨下动脉或无名动脉、左位动脉导管，彩色多普勒三血管气管切面可见"U"形血流束，早期迷走左锁骨下动脉血流束常难于显示（病例1、病例2），双主动脉弓右弓优势型也可呈"U"形，因此早期鉴别两类主动脉弓异常较为困难，确诊需要妊娠中期进行复查。

右位主动脉弓并右位动脉导管，彩色多普勒三血管气管切面可见"V"形血流束，但"V"形血流束位于气管的右侧，即主动脉弓、降主动脉及动脉导管均位于脊柱椎体的右侧（病例3）；镜像右位主动脉弓常合并复杂先心病，常见于动脉圆锥干畸形中的法洛四联症（病例4）。

（二）病例介绍

病例1

【病史信息】妊娠妇女，23岁，G1P0，妊娠13⁺²周，胎儿CRL为79mm，NT为3.1mm，鼻骨可见，静脉导管正常，彩色多普勒四腔心切面正常，三血管气管切面异常，染色体及微阵列检测未见异常。妊娠16⁺⁵周复查，诊断为右位主动脉弓、左位动脉导管伴迷走左锁骨下动脉，形成"U"形血流束。

【妊娠早期超声】图5-3-1。

【妊娠中期超声】图5-3-2。

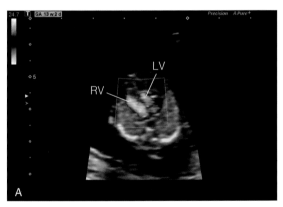
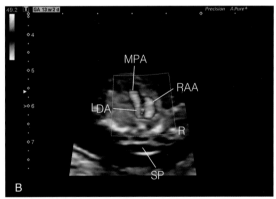

图5-3-1　妊娠13⁺²周胎儿右位主动脉弓、左位动脉导管伴迷走左锁骨下动脉超声所见

A.彩色多普勒四腔心切面心室可见两束对称血流；B.三血管气管切面可见"U"形血流束；C.迷走左锁骨下动脉发自降主动脉起始部。LV.左心室；RV.右心室；RAA.右侧主动脉弓；L.左；R.右；SP.脊柱；MPA.主肺动脉；DA.动脉导管；ALSA.迷走左锁骨下动脉；DAO.降主动脉

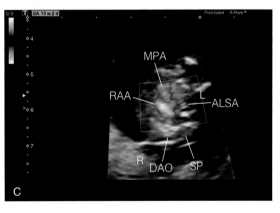

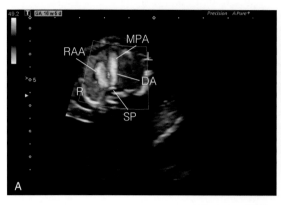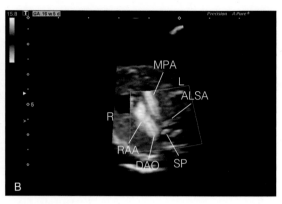

图5-3-2　妊娠16⁺⁵周复查超声所见

A.三血管气管切面可见"U"形血流束；B.迷走左锁骨下动脉发自降主动脉起始部。RAA.右侧主动脉弓；MPA.主肺动脉；DA.动脉导管；L.左；R.右；SP.脊柱；ALSA.迷走左锁骨下动脉；DAO.降主动脉

病例2

【病史信息】妊娠妇女，31岁，G2P0，IVF双胎，妊娠12周，F1：CRL为61mm，NT为1.6mm，鼻骨可见，静脉导管正常；F2：CRL为63mm，NT为1.7mm，鼻骨可见，静脉导管正常，彩色多普勒四腔心切面正常，三血管气管切面异常，妊娠16周复查，诊断为右位主动脉弓、左位动脉导管伴迷走左锁骨下动脉，形成"U"形血流束。

【F2妊娠早期超声】图5-3-3。

【F2妊娠中期超声】图5-3-4。

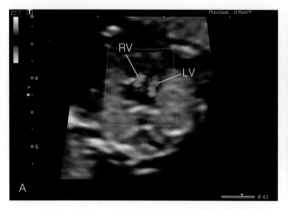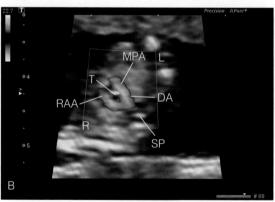

图5-3-3　妊娠12周胎儿右位主动脉弓、左位动脉导管伴迷走左锁骨下动脉超声所见

A.彩色多普勒四腔心切面心室可见两束基本对称血流；B.三血管气管切面可见"U"形血流束。LV.左心室；RV.右心室；RAA.右侧主动脉弓；MPA.主肺动脉；DA.动脉导管；L.左；R.右；T.气管；SP.脊柱

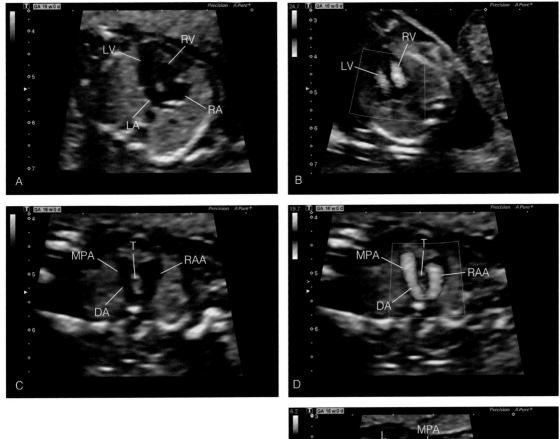

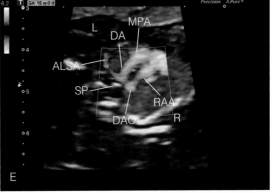

图5-3-4　妊娠16周复查超声所见

A、B.四腔心切面未见异常；C、D.三血管气管切面呈"U"形；E.左锁骨下动脉发自降主动脉，动脉导管与左锁骨下动脉相连构成"U"形血流束。LA.左心房；LV.左心室；RA.右心房；RV.右心室；RAA.右侧主动脉弓；MPA.主肺动脉；DA.动脉导管；ALSA.迷走左锁骨下动脉；T.气管；L.左；R.右；SP.脊柱；DAO.降主动脉

病例3

【病史信息】妊娠妇女，29岁，G2P1，妊娠12周，胎儿CRL为53mm，NT为1.5mm，鼻骨可见，静脉导管正常，彩色多普勒四腔心切面正常，三血管气管切面呈"V"形，但位于脊柱右侧，妊娠24周复查超声心动图，诊断为右位主动脉弓伴右位动脉导管。

【妊娠早期超声】图5-3-5。

【妊娠中期超声】图5-3-6。

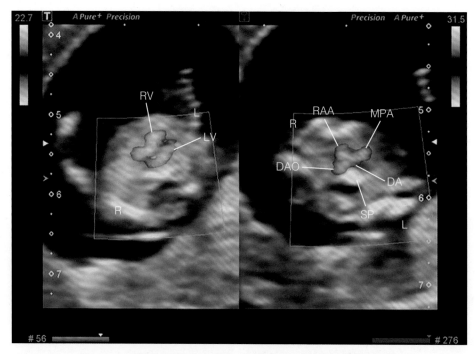

图5-3-5 妊娠12周，胎儿右主动脉弓伴右位动脉导管超声所见

彩色多普勒四腔心切面心室可见两束对称血流；三血管气管切面呈"V"形，但位于脊柱的右侧。LV.左心室；RV.右心室；RAA.右侧主动脉弓；MPA.主肺动脉；DA.动脉导管；DAO.降主动脉；SP.脊柱；L.左；R.右

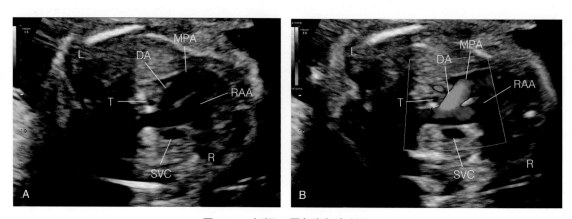

图5-3-6 妊娠24周复查超声所见

A、B.三血管气管切面可见主动脉弓及动脉导管位于气管右侧。L.左；R.右；T.气管；RAA.右侧主动脉弓；MPA.主肺动脉；DA.动脉导管；SVC.上腔静脉

病例4

【病史信息】妊娠妇女，31岁，G2P1，妊娠11+6周，胎儿CRL为54mm，NT为1.2mm，鼻骨未见显示，脐膨出，彩色多普勒三血管气管切面可见单一主动脉样血流束，位于气管右侧，染色体异常为21-三体综合征，妊娠12+4周引产，胎儿心脏病理解剖诊断为法洛四联症、镜像右位主动脉弓。

【妊娠早期超声】图5-3-7。

【病理解剖】图5-3-8。

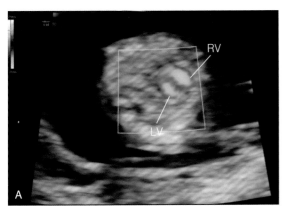

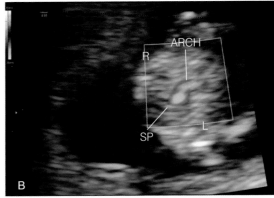

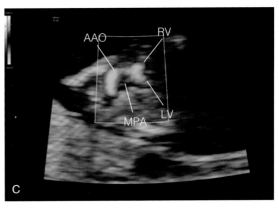

图5-3-7　妊娠11⁺⁶周胎儿法洛四联症、镜像右位主
动脉弓超声所见

A.彩色多普勒四腔心切面心室可见两束对称血流；B.三
血管气管切面椎体前方仅见偏右侧稍弯曲的主动脉样
血流束；C.流出道切面可见左、右心室血流进入升主
动脉，似见主动脉左后方的狭窄肺动脉。LV.左心室；
RV.右心室；ARCH.主动脉弓；AAO.升主动脉；MPA.主
肺动脉；L.左；R.右；SP.脊柱

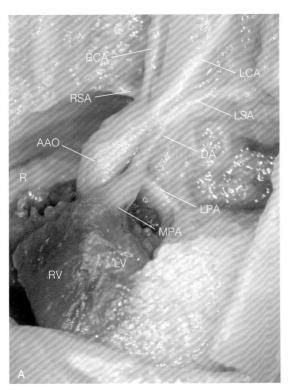

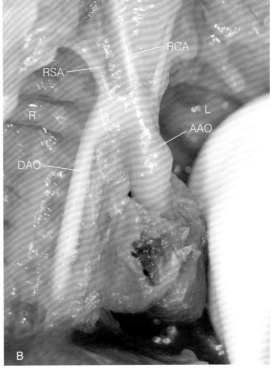

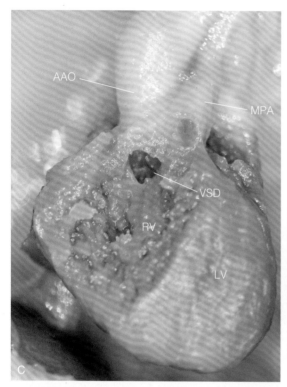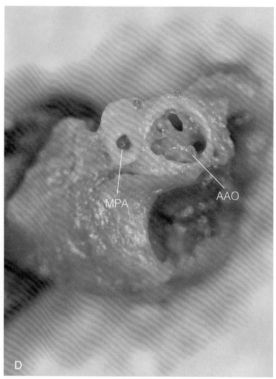

图5-3-8　妊娠12⁺⁴周引产后胎儿心脏病理解剖

A.主动脉内径增宽，肺动脉内径明显狭窄（体视显微镜下放大12倍）；B.主动脉弓及降主动脉位于右侧，主动脉弓分支呈镜像，依次为左锁骨下动脉、左颈总动脉、右颈总动脉及右锁骨下动脉（体视显微镜下放大12倍）；C.室间隔缺损位于主动脉瓣下（体视显微镜下放大20倍）；D.心底观肺动脉明显狭窄（体视显微镜下放大20倍）。LV.左心室；RV.右心室；MPA.主肺动脉；LPA.左肺动脉；DA.动脉导管；AAO.升主动脉；DAO.降主动脉；LCA.左颈总动脉；LSA.左锁骨下动脉；RCA.右颈总动脉；RSA.右锁骨下动脉；VSD.室间隔缺损；L.左；R.右

四、双主动脉弓

双主动脉弓（double aortic arch，DAA）是先天性主动脉弓发育异常，升主动脉分为左前弓及右后弓，左前弓按正常方向经气管前至左侧，右后弓跨越右主气管，行经气管及食管后方，右弓优势常见，约占75%。双主动脉弓环绕气管、食管，可压迫气管引起呼吸困难，压迫食管引起吞咽困难。

（一）妊娠早期超声筛查线索

双主动脉弓常为单发心脏大动脉畸形，心内结构通常正常，妊娠早期彩色多普勒四腔心切面可见心室血流束正常。

彩色多普勒三血管气管切面可见"O"形血流束，与动脉导管形成"6"形或"9"形（病例1），右弓优势型可呈"U"形，难于与右位动脉弓形成的"U"形相鉴别，确诊需在妊娠中期进行复查（病例2、病例3）。

（二）病例介绍

病例1

【病史信息】妊娠妇女，34岁，G2P1，妊娠13^{+4}周，胎儿CRL为67mm，NT为1.7mm，鼻骨可见，静脉导管正常，彩色多普勒四腔心切面正常，三血管气管切面可见"O"形血流束，妊娠16^{+3}周复查，诊断为双主动脉弓，产后证实其诊断。

【妊娠早期超声】图5-4-1。

【妊娠中期超声】图5-4-2。

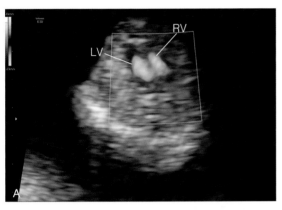 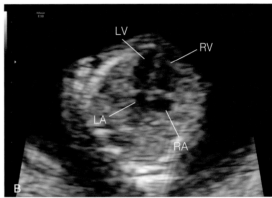

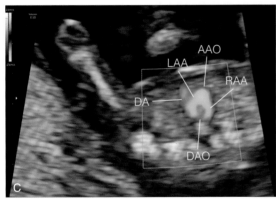 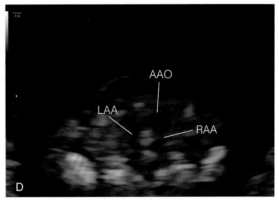

图5-4-1　**妊娠13^{+3}周胎儿双主动脉弓超声所见**

A.彩色多普勒四腔心切面心室可见两束对称血流；B.二维超声未见明显异常；C.彩色多普勒三血管气管切面升主动脉远端可见左、右侧主动脉弓构成"O"形血流束；D.二维超声隐约可见"O"形；E.HD-flow STIC重建心脏大动脉呈"6"形。LA.左心房；LV.左心室；RA.右心房；RV.右心室；RAA.右侧主动脉弓；LAA.左侧主动脉弓；MPA.主肺动脉；AAO.升主动脉；DA.动脉导管；DAO.降主动脉

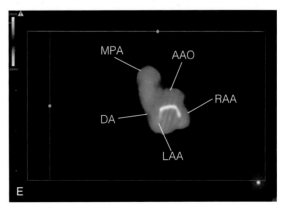

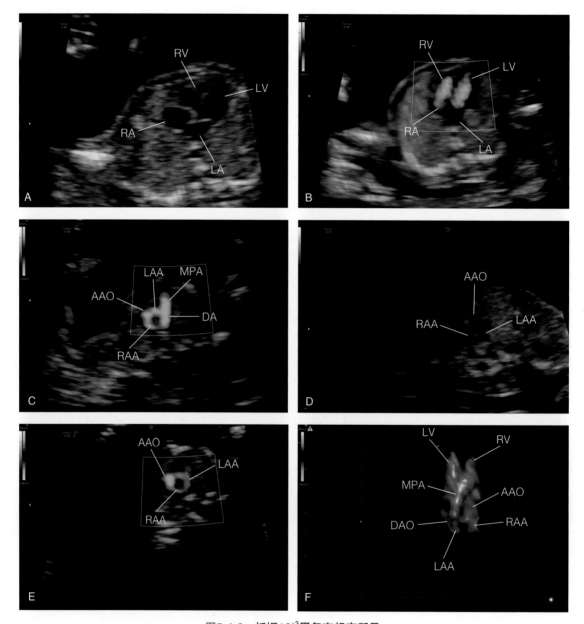

图5-4-2 妊娠16⁺³周复查超声所见

A、B.四腔心切面未见明显异常；C.彩色多普勒三血管气管切面呈倒"9"形；D、E.升主动脉远端可见"O"形；F.HD-flow STIC重建心脏大动脉可见"O"形血流束。LA.左心房；LV.左心室；RA.右心房；RV.右心室；RAA.右侧主动脉弓；LAA.左侧主动脉弓；MPA.主肺动脉；AAO.升主动脉；DA.动脉导管；DAO.降主动脉

病例2

【病史信息】妊娠妇女，28岁，G2P0，IVF双胎，妊娠13周，F1：CRL为70mm，NT为1.9mm，鼻骨可见，静脉导管正常；F2：CRL为67mm，NT为1.6mm，鼻骨可见，静脉导管正常，彩色多普勒四腔心切面正常，三血管气管切面呈"U"形，妊娠15⁺⁶周复查，诊断为双主动脉弓，产后可证实诊断。

【F2妊娠早期超声】图5-4-3。

【F2妊娠中期超声】图5-4-4。

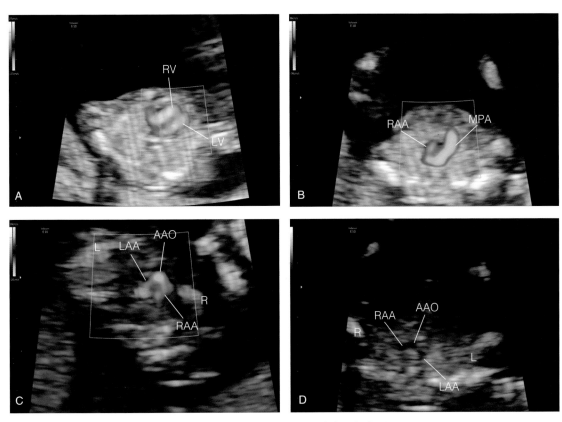

图5-4-3　妊娠13周胎儿双主动脉弓超声所见

A.彩色多普勒四腔心切面心室可见两束对称血流；B.三血管气管切面呈"U"形，右侧主动脉弓为优势弓，可显示，左侧主动脉弓未显示；C、D.升主动脉远端斜切面可见"O"形血流束。LV.左心室；RV.右心室；RAA.右侧主动脉弓；LAA.左侧主动脉弓；MPA.主肺动脉；AAO.升主动脉；L.左；R.右

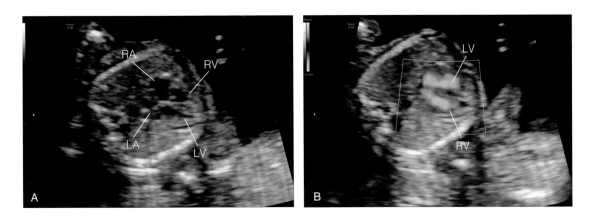

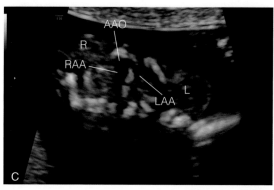
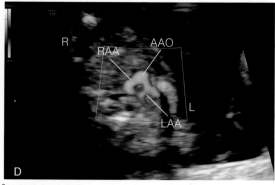

图5-4-4　妊娠15⁺⁶周复查超声所见

A、B.四腔心切面未见明显异常；C、D.二维及彩色多普勒超声可见双主动脉弓形成"O"形，右侧优势弓。LA.左心房；LV.左心室；RA.右心房；RV.右心室；RAA.右侧主动脉弓；LAA.左侧主动脉弓；AAO.升主动脉；L.左；R.右

病例3

【病史信息】妊娠妇女，33岁，G1P0，妊娠13周，胎儿CRL为71mm，NT为1.6mm，鼻骨可见，静脉导管正常，彩色多普勒四腔心切面正常，三血管气管切面呈"U"形，升主动脉远端斜切面可见"O"形血流束，右弓优势，左弓狭窄，妊娠17⁺³周复查，考虑为双主动脉弓。

【妊娠早期超声】图5-4-5。

【妊娠中期超声】图5-4-6。

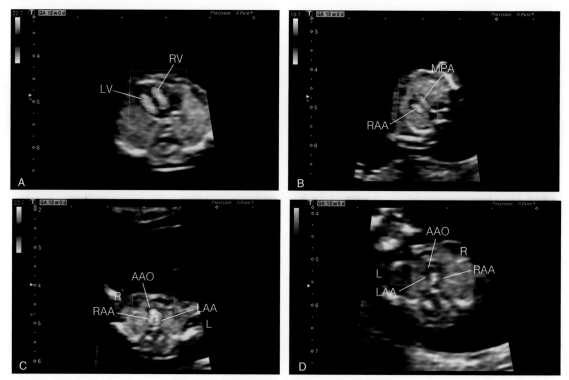

图5-4-5　妊娠13周胎儿双主动脉弓超声所见

A.彩色多普勒四腔心切面心室可见两束对称血流；B.三血管气管切面呈"U"形，左侧主动脉弓未见显示；C、D.二维及彩色多普勒升主动脉远端斜切面可见"O"形血流束，右侧主动脉弓血流束明显宽于左侧血流束。LV.左心室；RV.右心室；RAA.右侧主动脉弓；LAA.左侧主动脉弓；MPA.主肺动脉；AAO.升主动脉；L.左；R.右

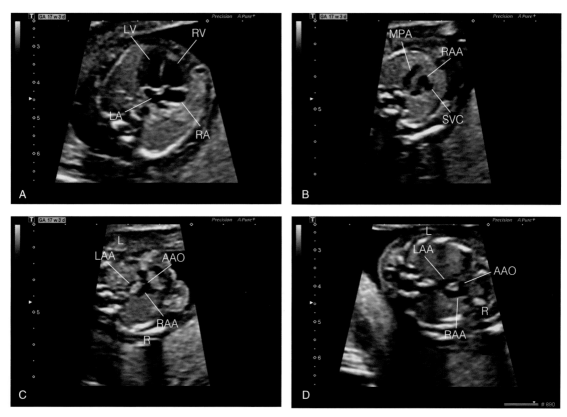

图5-4-6　妊娠17⁺³周复查超声所见

A.四腔心切面未见明显异常；B.三血管气管切面可见"U"形，右弓为优势弓；C、D.升主动脉远端斜切面可显示"O"形，左弓发育不良，可见气管食管被包绕。LA.左心房；LV.左心室；RA.右心房；RV.右心室；RAA.右侧主动脉弓；LAA.左侧主动脉弓；MPA.主肺动脉；AAO.升主动脉；SVC.上腔静脉；L.左；R.右

第 6 章

Chapter 6

妊娠早期胎儿心脏其他异常

一、异构综合征

异构综合征可分为左侧异构综合征（left isomerism syndrome）和右侧异构综合征（right isomerism syndrome），占先心病患儿的2.2%～4.2%。左侧异构综合征又称多脾综合征，内脏可正位、反位或不定位，其主要特征包括多脾，两侧心耳均为形态学左心耳，左、右侧肺均为二叶，下腔静脉离断，房室传导阻滞等。

右侧异构综合征又称无脾综合征，胃泡常位于中线偏左或偏右侧，两侧心耳均为形态学右心耳，左、右侧肺均为三叶，下腔静脉与腹主动脉并列位于脊柱一侧，常合并肺静脉异位引流。异构综合征大部分伴复杂先心病，常见为单心室、房室间隔缺损、法洛四联症、大动脉转位、右心室双出口等，几乎不合并染色体异常。

（一）妊娠早期超声筛查线索

妊娠早期发现房室间隔缺损、功能单心室应警惕异构综合征，特别当合并房室传导阻滞、左侧异构综合征发生的风险性明显增加（病例1），合并内脏位置异常时，如胃泡位于中线附近，应警惕右侧异构综合征存在（病例2）。

妊娠早期肺静脉血流速度低，彩色多普勒难以显示，但下腔静脉血流速度相对较快，近年来，特殊血流显像技术应用为观察妊娠早期下腔静脉异常提供可能，有助于显示下腔静脉离断后代偿的奇静脉血流（病例3、病例4），但腹主动脉动脉与下腔静脉并列位于同一侧常难以分辨（病例2、病例5）。右侧异构综合征常合并肺静脉异位引流，但极难发现（病例6）。

（二）病例介绍

病例1

【病史信息】妊娠妇女，35岁，G3P1，妊娠12⁺⁵周，胎儿CRL为69mm，NT为6.3mm，鼻骨未见显示，静脉导管A波倒置，二维超声示心脏"十"字交叉缺损，心房率约150次/分，心室率约55次/分，心动过缓，超声诊断为左侧异构综合征，染色体及微阵列检测未见异常，死胎，引产后胎儿病理解剖证实。

【妊娠早期超声】图6-1-1。

【病理解剖】图6-1-2。

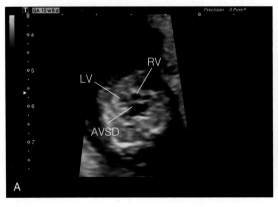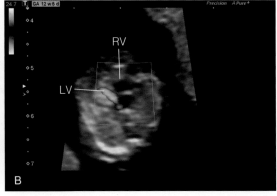

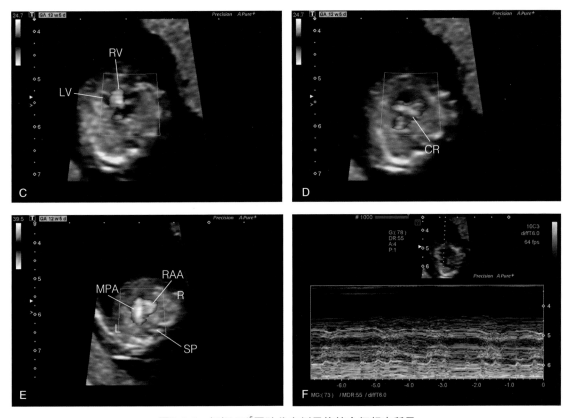

图6-1-1　妊娠12^+5周胎儿左侧异构综合征超声所见

A.中位心，四腔心切面"十"字交叉缺损；B、C.由于房室传导阻滞，心室舒张不协调，舒张期心房血流进入左、右心室不同步；D.共同房室瓣见中度反流；E.彩色多普勒三血管气管切面未见正常"V"形；F.心房率约150次/分，心室率为55次/分，考虑Ⅲ度房室传导阻滞。LV.左心室；RV.右心室；AVSD.房室间隔缺损；CR.共同房室瓣反流；MPA.主肺动脉；RAA.右侧主动脉弓；SP.脊柱；L.左；R.右

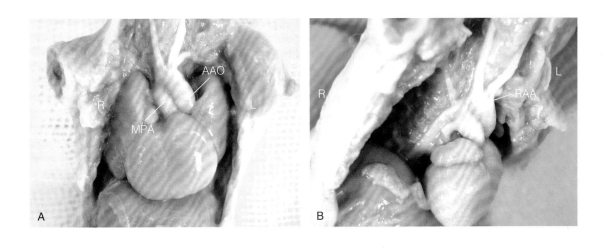

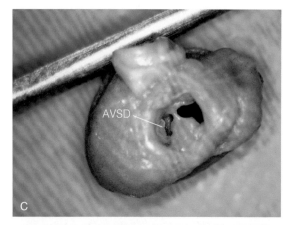

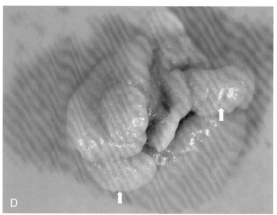

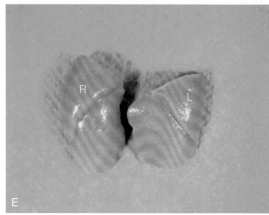

图6-1-2　妊娠14周引产后胎儿病理解剖所见
A.中位心（体视显微镜下放大6.7倍）；B.镜像右位主动脉弓（体视显微镜下放大12倍）；C.房室间隔缺损（体视显微镜下放大10倍）；D.箭头所指左、右侧心耳均为形态左心耳，呈手指状（体视显微镜下放大12倍）；E.左、右侧肺均为二叶（体视显微镜下放大10倍）。AVSD.房室间隔缺损；AAO.升主动脉；RAA.右位主动脉弓；MPA.主肺动脉；L.左；R.右

病例2

【病史信息】妊娠妇女，24岁，G1P0，妊娠13⁺¹周，胎儿CRL为70mm，NT为2.7mm，鼻骨可见，静脉导管正常，中位胃泡，右位心，超声诊断为完全型房室间隔缺损、右心室双出口及肺动脉狭窄，考虑右侧异构综合征，染色体及微阵列检测未见明显异常，引产后胎儿心脏病理解剖证实。

【妊娠早期超声】图6-1-3。

【病理解剖】图6-1-4。

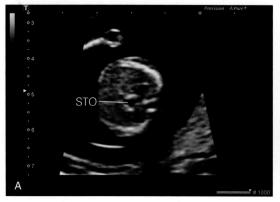

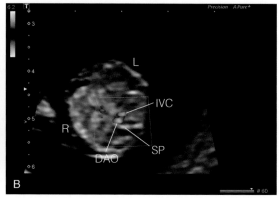

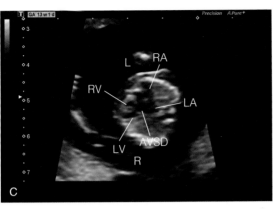

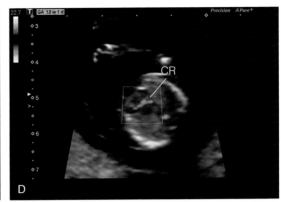

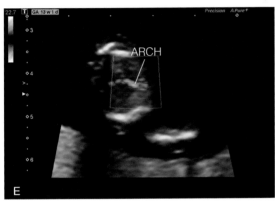

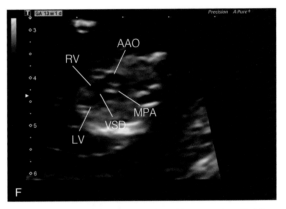

图6-1-3　妊娠13⁺¹周胎儿右侧异构综合征超声所见

A.胃泡位于脊柱前方；B.腹主动脉与下腔静脉同位于脊柱左侧；C.心脏位于右侧胸腔，四腔心切面"十"字交叉缺损；D.共同房室瓣见中度反流；E.彩色多普勒三血管气管切面仅见主动脉横弓样血流束；F、G.流出道切面可见主动脉与肺动脉平行发自右心室，肺动脉狭窄。STO.胃泡；R.右；L.左；DAO.降主动脉；IVC.下腔静脉；SP.脊柱；LA.左心房；LV.左心室；RA.右心房；RV.右心室；AVSD.房室间隔缺损；CR.共同房室瓣反流；ARCH.主动脉弓；VSD.室间隔缺损；AAO.升主动脉；MPA.主肺动脉

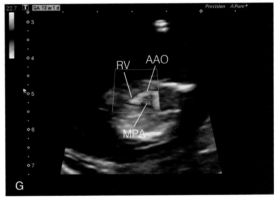

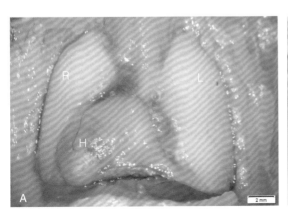

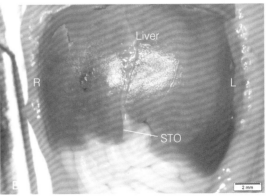

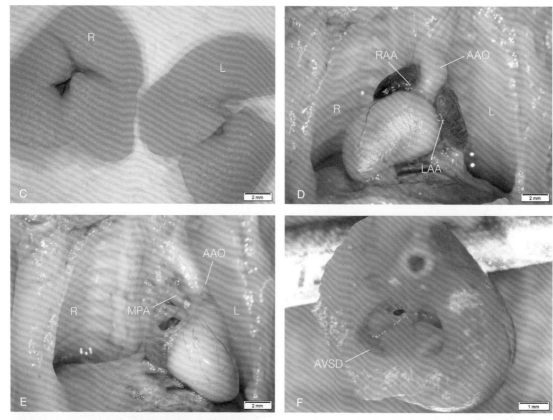

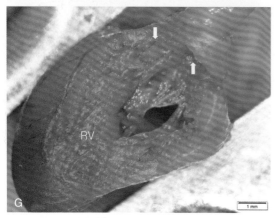

图6-1-4　妊娠14周引产后胎心心脏病理所见

A.右位心（体视显微镜下放大6.7倍）；B.中位肝（体视显微镜下放大6.7倍）；C.左、右侧肺均为三叶（体视显微镜下放大6.7倍）；D.主动脉发自右心室，双侧心耳呈三角形，均为形态学右心耳（体视显微镜下放大6.7倍）；E.两条大动脉平行发自右心室，主动脉位于前方，肺动脉位于后方，肺动脉狭窄（体视显微镜下放大6.7倍）；F.共同流入道，房室间隔缺损（体视显微镜下放大15倍）；G.主动脉与肺动脉均发自右心室，箭头所指分别为肺动脉及主动脉起始部（体视显微镜下放大12倍）。H.心脏；R.右；L.左；Liver.肝；STO.胃泡；AAO.升主动脉；MPA.主肺动脉；RV.右心室；AVSD.房室间隔缺损；LAA.左心耳；RAA.右心耳

病例3

【病史信息】妊娠妇女，30岁，G3P1，妊娠13^{+1}周，胎儿CRL为56mm，NT为3.2mm，鼻骨可见显示，静脉导管A波倒置，四腔心切面"十"字交叉缺损，彩色多普勒三血管气管切面可见正常"V"形，上腔静脉血流束宏大，下腔静脉离断，可见心动过缓，考虑左侧异构综合征。

【妊娠早期超声】图6-1-5。

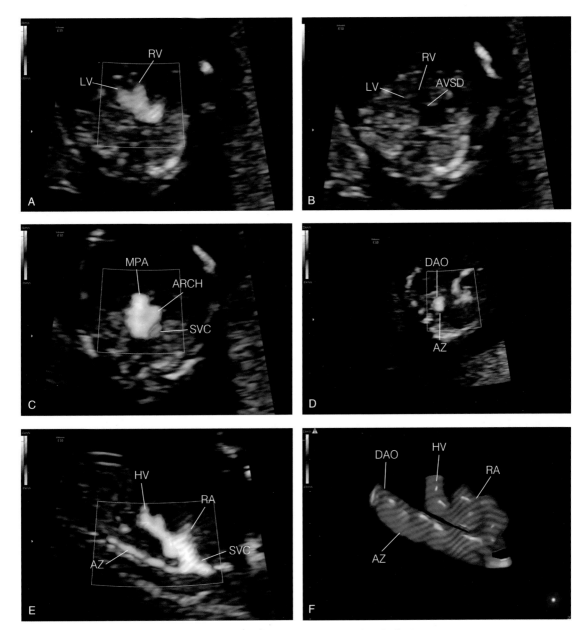

图6-1-5　妊娠13⁺¹周胎儿左侧异构综合征超声所见

A.彩色多普勒四腔心切面舒张期心室血流束呈"Y"形；B.二维超声心脏"十"字交叉缺损；C.三血管气管切面上腔静脉血流宏大；D.腹部横切面未见下腔静脉，奇静脉扩张；E.肝静脉与右心房相连，代偿后奇静脉血流束与上腔静脉相连注入右心房；F.HD-flow腹主动脉与奇静脉长轴切面显示两血管平行走入胸腔。LV.左心室；RV.右心室；RA.右心房；ARCH.主动脉横弓；MPA.主肺动脉；AVSD.房室间隔缺损；DAO.降主动脉；AZ.奇静脉；HV.肝静脉；SVC.上腔静脉

　　病例4

　　【病史信息】妊娠妇女，31岁，G2P1，妊娠13周，胎儿CRL为73mm，NT为2.8mm，鼻骨可见，静脉导管正常，胃泡位于右上腹，下腔静脉离断，彩色多普勒四腔心切面及三血管气管切面未见明显异常，染色体及微阵列检测未见异常，妊娠15⁺⁶周时复查，考虑左侧异构综合征。

【妊娠早期超声】图6-1-6。

【妊娠中期超声】图6-1-7。

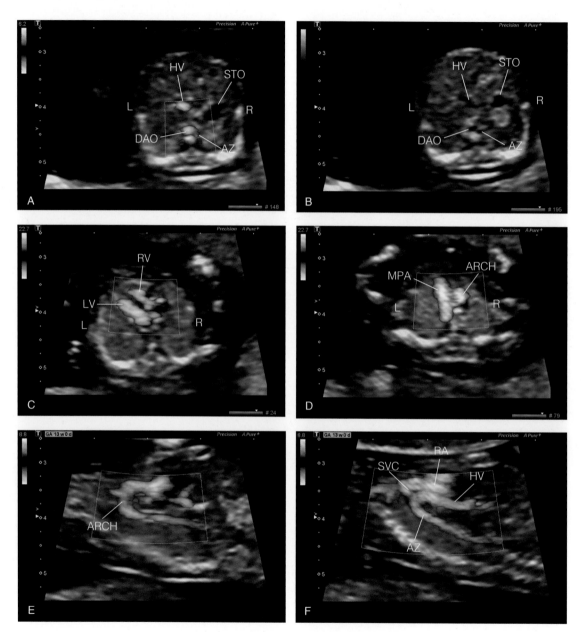

图6-1-6 妊娠13周胎儿左侧异构综合征超声所见

A、B.胃泡位于右上腹，下腔静脉未见显示，奇静脉扩张；C.彩色多普勒四腔心切面心室可见两束对称血流；D.三血管气管切面见正常"V"形；E.主动脉弓长轴切面未见异常；F.奇静脉长轴切面显示奇静脉与上腔静脉相连，肝静脉与右心房相连，下腔静脉离断。L.左；R.右；STO.胃；HV.肝静脉；DAO.降主动脉；AZ.奇静脉；LV.左心室；RA.右心房；RV.右心室；SVC.上腔静脉；MPA.主肺动脉；ARCH.主动脉弓

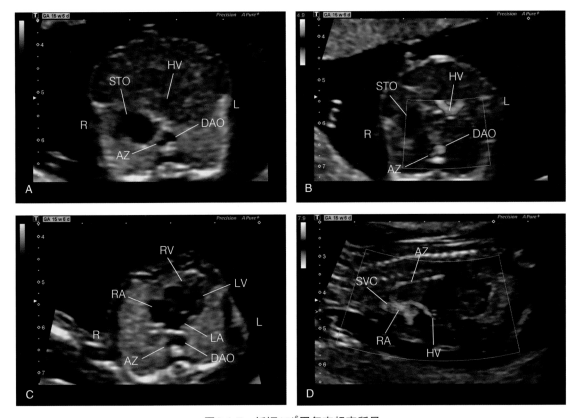

图6-1-7　妊娠15⁺⁶周复查超声所见

A、B.胃泡位于右上腹，下腔静脉未见显示，奇静脉扩张；C.四腔心切面未见异常，左心房后方可见降主动脉与扩张的奇静脉；D.奇静脉长轴切面显示奇静脉与上腔静脉相连，肝静脉与右心房相连，下腔静脉离断。L.左；R.右；STO.胃；HV.肝静脉；DAO.降主动脉；AZ.奇静脉；LA.左心房；LV.左心室；RA.右心房；RV.右心室；SVC.上腔静脉

病例5

【病史信息】妊娠妇女，33岁，G2P1，双胎妊娠，妊娠12⁺⁵周。F1：CRL为65mm，NT为1.8mm，鼻骨可见，静脉导管正常，心脏筛查未见明显异常；F2：CRL为67mm，NT为5.4mm，鼻骨可见，静脉导管A波倒置，染色体及微阵列检测未见异常，胃泡位于中线偏右侧，下腔静脉与腹主动脉同位于脊柱的左侧，四腔心切面可见"十"字交叉缺损，三血管气管切面及流出道切面异常，筛查为房室间隔缺损、右心室双出口伴肺动脉重度狭窄或闭锁，妊娠17周复查，考虑右侧异构综合征。

【F2妊娠早期超声】图6-1-8。

【F2妊娠早期超声】图6-1-9。

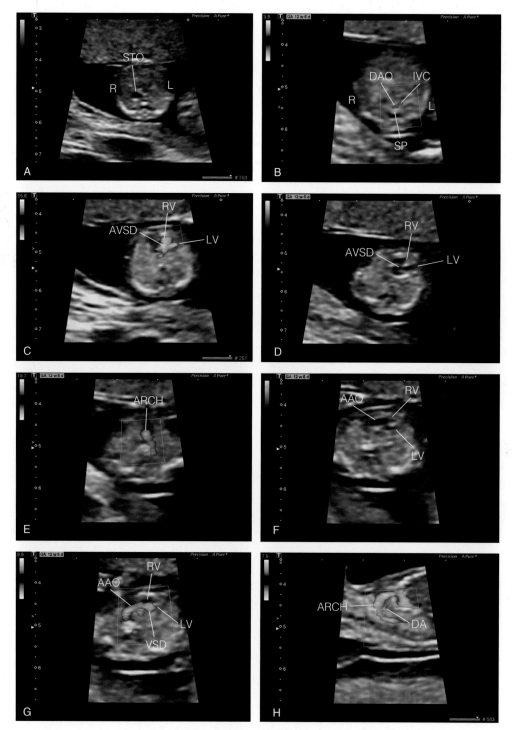

图6-1-8　妊娠12⁺⁵周胎儿右侧异构综合征超声所见

A.胃泡位于中线偏右侧；B.腹主动脉与下腔静脉同位于脊柱左侧；C.彩色多普勒四腔心切面呈"Y"形；D.心脏"十"字交叉缺损；E.三血管气管切面仅见主动脉样血流束；F.流出道切面主动脉发自右心室；G.室间隔上端可见过隔分流束；H.主动脉弓长轴切面可见动脉导管逆向血流束。L.左；R.右；STO.胃；IVC.下静脉；DAO.降主动脉；SP.脊柱；LV.左心室；RV.右心室；AVSD.房室间隔缺损；AAO.升主动脉；ARCH.主动脉弓；VSD.室间隔缺损；DA.动脉导管

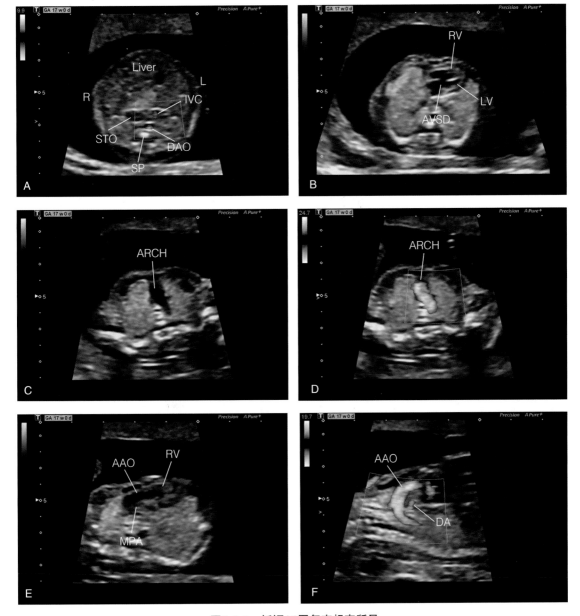

图6-1-9 妊娠17周复查超声所见

A.胃泡位于中线偏右侧，腹主动脉与下腔静脉同位于脊柱左侧，中位肝；B.心脏"十"字交叉缺损；C、D.三血管气管切面仅见主动脉；E.流出道切面主动脉发自右心室，主动脉左后方见肺动脉，未与心室连续；F.主动脉弓长轴切面可见动脉导管逆向血流束。L.左；R.右；STO.胃；Liver.肝；IVC.下静脉；DAO.降主动脉；LV.左心室；RV.右心室；AVSD.房室间隔缺损；AAO.升主动脉；ARCH.主动脉弓；DA.动脉导管；SP.脊柱；MPA.主肺动脉

病例6

【病史信息】妊娠妇女，32岁，G3P1，单绒毛膜单羊膜囊双胎妊娠，妊娠13^{+6}周，F1：CRL为72mm，NT为1.5mm，鼻骨可见，静脉导管正常，心脏筛查未见明显异常；F2：CRL为73mm，NT为1.7mm，鼻骨可见，静脉导管A波倒置，胃泡位于中线偏右侧，下腔静脉与腹主动脉同位于脊柱的左侧，四腔心切面心房后方可见肺总静脉，合并肺静脉异位引流，考虑右侧异构综合征。

【F2妊娠早期超声】图6-1-10。

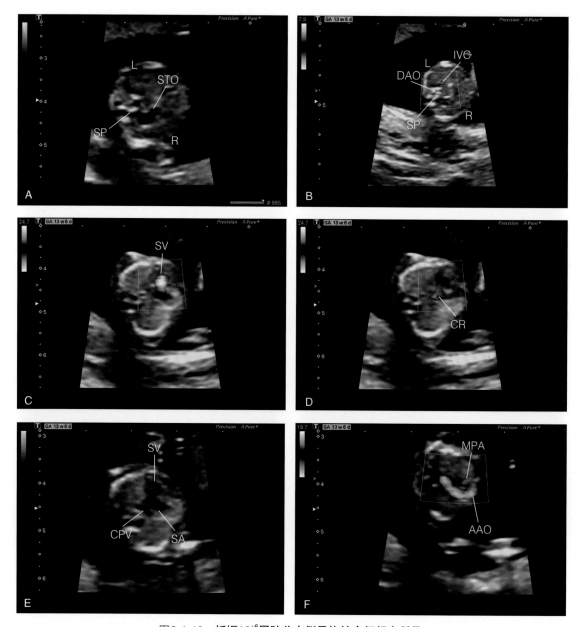

图6-1-10　妊娠13⁺⁶周胎儿右侧异构综合征超声所见

A.胃泡位于中线偏右侧；B.腹主动脉与下腔静脉同位于脊柱左侧；C、D.彩色多普勒四腔心切面为单束血流，舒张期共同房室瓣见反流；E.二维超声可见心房与胸主动脉间见共腔静脉，考虑肺静脉异位引流；F.三血管气管切面可见肺动脉血流束狭窄。L.左；R.右；STO.胃；IVC.下静脉；DAO.降主动脉；SP.脊柱；SV.单心室；SA.单心房；CR.共同房室瓣反流；CPV.肺总静脉；AAO.升主动脉；MPA.主肺动脉

二、永存左上腔静脉

永存左上腔静脉（persistent left superior vena cava，PLSVC）也称双侧上腔静脉畸形，由胚胎期的左前主静脉与左Cuiver管不闭合而形成，多引流入冠状静脉窦，无名静脉常缺如，常单独存在，也可为复杂先心病的一部分。由于冠状静脉窦扩张，可压迫左心房，造成左心房前向血流减少导致左心系统偏小、主动脉弓缩窄病理改变。

（一）妊娠早期超声筛查线索

妊娠早期静脉系统血流速度低，血流显示困难，三血管气管切面筛查难于显示其异常结构和血流信号。

妊娠早期彩色多普勒左心系统血流束偏窄，应警惕左上腔静脉存在（病例1），但也可左、右心室血流束对称，左上腔静脉绝大部分回流至冠状静脉窦，四腔心切面声束稍向足侧倾斜，可显示扩张的冠状静脉窦（病例2）。

彩色多普勒三血管气管切面可见"V"形，合并主动脉弓缩窄时可见主动脉横弓血流束明显窄于肺动脉，高分辨率超声甚至可见肺动脉旁现一圆形的无回声，早期与心上型肺静脉异位引流的垂直静脉难以鉴别。

（二）病例介绍

病例1

【病史信息】妊娠妇女，26岁，G2P1，妊娠13^{+3}周，胎儿CRL为79mm，NT为1.6mm，鼻骨可显示，静脉导管正常，彩色多普勒四腔心切面左心室血流束明显窄于右心室，妊娠16^{+2}周复查，诊断为永存左上腔静脉。

【妊娠早期超声】图6-2-1。

【妊娠中期超声】图6-2-2。

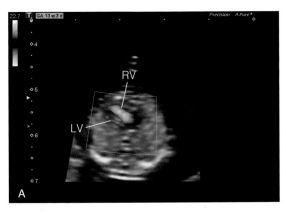
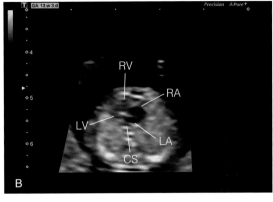

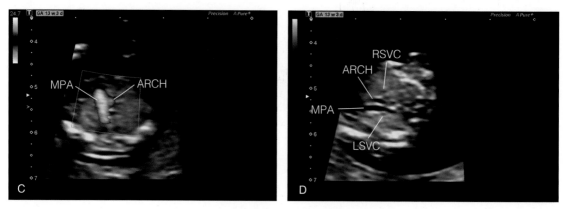

图6-2-1 妊娠13⁺³周胎儿左上腔静脉超声所见

A.彩色多普勒四腔心切面左心室血流束明显狭窄；B.二维超声左心室小，隐约可见冠状静脉窦扩张；C.彩色多普勒三血管气管切面呈"V"形；D.二维超声肺动脉旁可见一圆形无回声，考虑永存左上腔静脉。LA.左心房；LV.左心室；RA.右心房；RV.右心室；ARCH.主动脉弓；MPA.主肺动脉；CS.冠状静脉窦；LSVC.左上腔静脉；RSVC.右上腔静脉

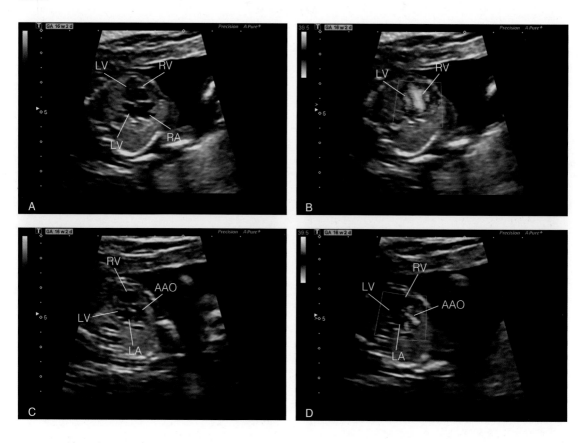

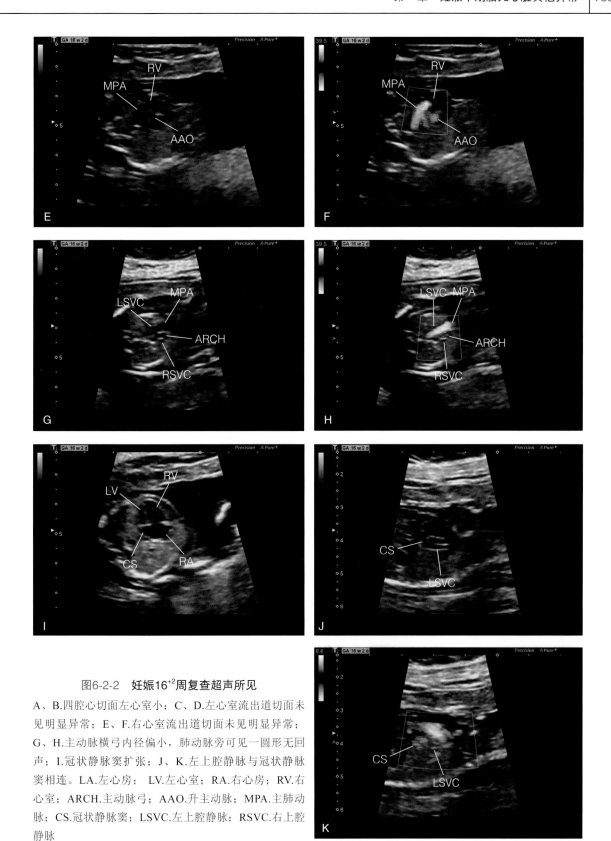

图6-2-2　妊娠16⁺²周复查超声所见

A、B.四腔心切面左心室小；C、D.左心室流出道切面未见明显异常；E、F.右心室流出道切面未见明显异常；G、H.主动脉横弓内径偏小，肺动脉旁可见一圆形无回声；I.冠状静脉窦扩张；J、K.左上腔静脉与冠状静脉窦相连。LA.左心房；LV.左心室；RA.右心房；RV.右心室；ARCH.主动脉弓；AAO.升主动脉；MPA.主肺动脉；CS.冠状静脉窦；LSVC.左上腔静脉；RSVC.右上腔静脉

病例2

【病史信息】妊娠妇女，32岁，G2P1，妊娠13⁺⁴周，胎儿CRL为65mm，NT为3.4mm，鼻骨可显示，静脉导正常，彩色多普勒四腔心切面左心室血流束窄于右心室，染色体及微阵列检测结果为16p13.3，妊娠16⁺⁴周复查，超声诊断为永存左上腔静脉。

【妊娠早期超声】图6-2-3。

【妊娠中期超声】图6-2-4。

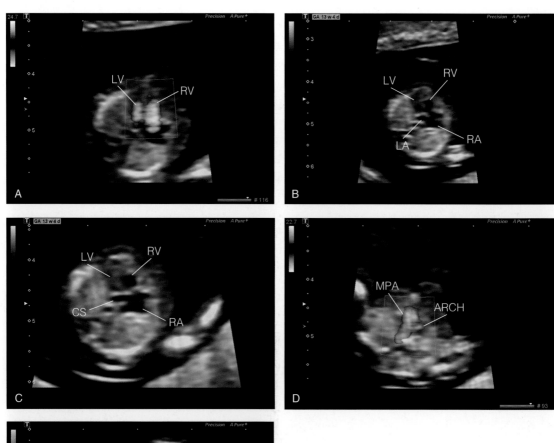

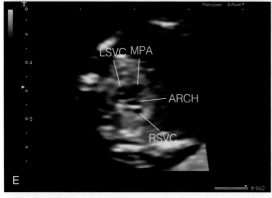

图6-2-3 妊娠13⁺⁴周胎儿左上腔静脉超声所见

A.彩色多普勒四腔心切面左心室血流束窄于右心室；B.四腔心切面隐约可见；C.冠状静脉窦扩张；D.三血管气管切面呈"V"形；E.二维超声肺动脉旁可见一圆形无回声，考虑左上腔静脉。LA.左心房；LV.左心室；RA.右心房；RV.右心室；ARCH.主动脉弓；MPA.主肺动脉；CS.冠状静脉窦；LSVC.左上腔静脉；RSVC.右上腔静脉

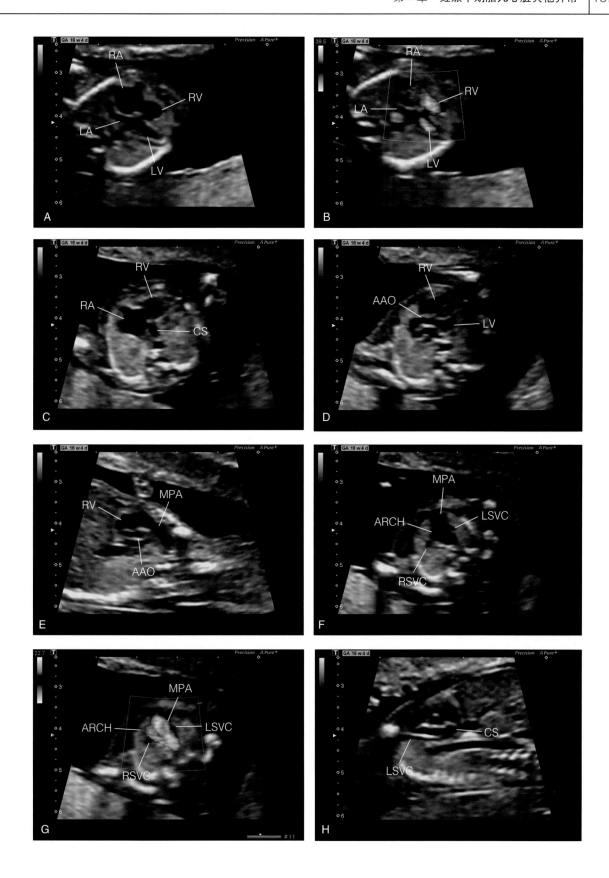

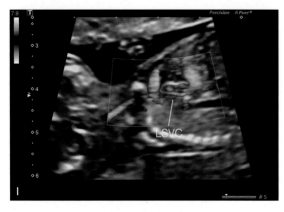

图6-2-4 妊娠16⁺⁴周胎儿复查超声所见

A、B.四腔心切面未见明显异常；C.冠状静脉窦扩张；D、E.流出道切面未见异常；F、G.三血管气管切面肺动脉旁可见一圆形无回声；H、I.左上腔静脉与冠状静脉窦相连，左上腔静脉血流回流至冠状静脉窦。LA.左心房；LV.左心室；RA.右心房；RV.右心室；CS.冠状静脉窦；AAO.升主动脉；ARCH.主动脉弓；MPA.主肺动脉；LSVC.左上腔静脉；RSVC.右上腔静脉

三、迷走右锁骨下动脉

迷走右锁骨下动脉（aberrant right subclavian artery，ARSA）又称异位右锁骨下动脉，发生率为1%～2%，是常见的主动脉弓分支变异，也可以是复杂先心病或遗传综合征的组成部分。

迷走右锁骨下动脉开口常见于左锁骨下动脉远端的降主动脉，并绕食管或气管后方朝右肩部走行。其绝大部分无临床症状，仅极少数可引起气管或食管压迫症状。据文献报道，胎儿迷走右锁骨下动脉伴发非整倍体及基因异常的风险性增高，但孤立性迷走右锁骨下动脉与其相关性小。

（一）妊娠早期超声筛查线索

孤立性迷走右锁骨下动脉在妊娠早期超声筛查，彩色多普勒四腔心切面表现为正常的两束心室血流，三血管气管切面示右锁骨下动脉发自降主动脉，朝右肩部走行形成"C"形血流束（病例1、病例2），也可为复杂先心病的一部分（病例3）。

值得注意的是，彩色多普勒心尖三血管气管切面可见声束与迷走右锁骨下动脉血流方向角度最大，多普勒效益最小，迷走右锁骨下动脉血流信号难以显示，斜位三血管气管切面声束与其血流方向角度变小，多普勒效益增强，血流信号易显示，因此彩色多普勒斜位或横位三血管气管切面有助于其血流信号显示。

（二）病例介绍

病例1

【病史信息】妊娠妇女，36岁，G4P1，妊娠13⁺⁶周，胎儿CRL为82mm，NT为1.5mm，鼻骨可显示，静脉导管正常，彩色多普勒四腔心切面正常，三血管气管切面显示右锁骨下动脉发自降主动脉，经气管食管后方沿右肩走行，超声筛查为迷走右锁骨下动脉。

【妊娠早期超声】图6-3-1。

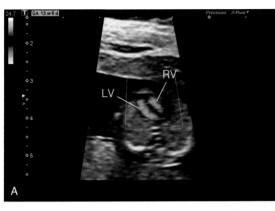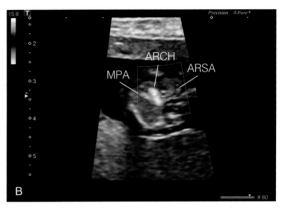

图6-3-1　妊娠13⁺⁶周胎儿迷走右锁骨下动脉超声所见

A.彩色多普勒四腔心切面心室可见两束对称血流；B.三血管气管切面主动脉与肺动脉呈"V"形，右锁骨下动脉发自降主动脉，沿右肩部走行，形成"C"形血流束。LV.左心室；RV.右心室；ARCH.主动脉弓；MPA.主肺动脉；ARSA.迷走右锁骨下动脉

病例2

【病史信息】妊娠妇女，31岁，G2P0，妊娠12⁺³周，胎儿CRL为53mm，NT为1.4mm，鼻骨可显示，静脉导管正常，彩色多普勒四腔心切面正常，三血管气管切面显示右锁骨下动脉发自降主动脉，经气管食管后方沿右肩走行，超声筛查为迷走右锁骨下动脉。

【妊娠早期超声】图6-3-2。

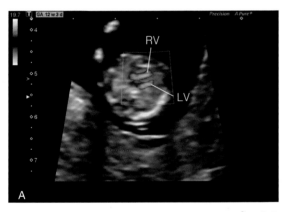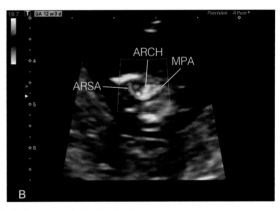

图6-3-2　妊娠12⁺³周胎儿迷走右锁骨下动脉超声所见

A.彩色多普勒四腔心切面心室可见两束对称血流；B.三血管气管切面主动脉与肺动脉呈"V"形，右锁骨下动脉发自降主动脉，沿右肩部走行，形成"C"形血流束。LV.左心室；RV.右心室；ARCH.主动脉弓；MPA.主肺动脉；ARSA.迷走右锁骨下动脉

病例3

【病史信息】妊娠妇女，22岁，G3P0，艾-范综合征孕产史。妊娠11⁺⁶周，胎儿CRL为57mm，NT为2.0mm，鼻骨可显示，静脉导管正常，彩色多普勒四腔心切面心室可见两束对称血流，二维超声似见心脏有"十"字交叉缺损，彩色多普勒三血管气管切面显示迷走右锁骨下动脉。染色体核型正常，单基因检测示EVC2基因变异，妊娠14⁺³周复查，为单心房、迷走右锁骨下动脉、短肋、多指及肱骨-股骨短，诊断为艾-范综合征，引产后胎儿心脏病理解剖证实产前诊断。

【妊娠早期超声】图6-3-3。

【妊娠中期超声】图6-3-4。

【病理解剖】图6-3-5。

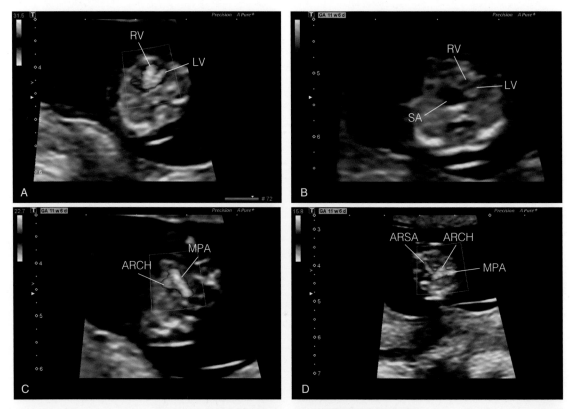

图6-3-3　妊娠11⁺⁶周胎儿迷走右锁骨下动脉超声所见

A.彩色多普勒四腔心切面心室可见两束对称血流，动态观察右侧房室瓣见反流，反流束偏向左心房；B.二维超声隐约可见"十"字交叉缺损；C.接近于彩色多普勒心尖三血管气管切面主动脉与肺动脉呈"V"形，此切面声束与右锁骨下动脉夹角较大，右锁骨下动脉血流未显示；D.横位三血管气管切面右锁骨下动脉与声束角度小，迷走右锁骨下动脉血流易显示，可见其发自降主动脉，沿右肩部走行，形成"C"形血流束。LV.左心室；RV.右心室；SA.单心房；ARCH.主动脉弓；MPA.主肺动脉；ARSA.迷走右锁骨下动脉

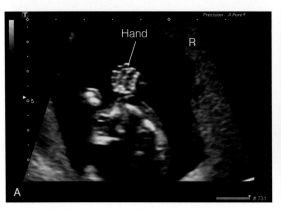
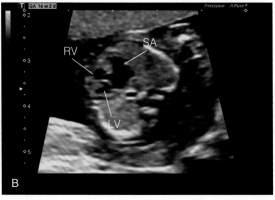

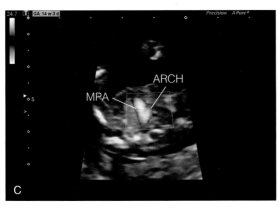
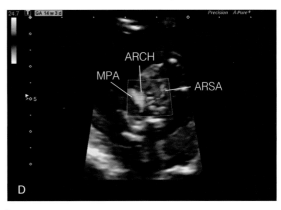

图6-3-4　妊娠14⁺³周复查超声所见

A.双手均为6指；B.四腔心切面呈单心房；C.彩色多普勒心尖三血管气管切面声束与右锁骨下动脉接近90°，右锁骨下动脉血流信号未见显示；D.斜位三血管气管切面声束与右锁骨下动脉夹角明显变小，迷走右锁骨下动脉血流信号易显示，可见其发自降主动脉，沿右肩部走行，形成"C"形血流束。R.右；Hand.手；LV.左心室；RV.右心室；SA.单心房；ARCH.主动脉弓；MPA.主肺动脉；ARSA.迷走右锁骨下动脉

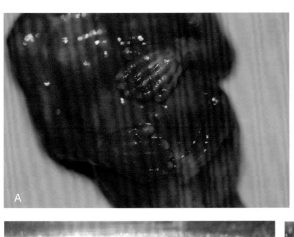
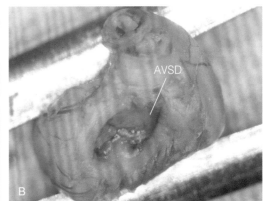
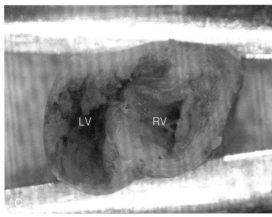
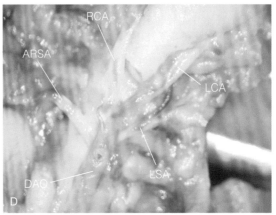

图6-3-5　妊娠15周胎儿心脏病理解剖所见

A.双手均为6指；B.单心房共同流入道（体视显微镜下放大15倍）；C.流入道以下横切面为左、右心室（体视显微镜下放大12倍）；D.右锁骨下动脉发自降主动脉，起始部沿食管后方走行入右肩部（体视显微镜下放大12倍）。AVSD.房室间隔缺损；LV.左心室；RV.右心室；ARSA.迷走右锁骨下动脉；DAO.降主动脉；LSA.左锁骨下动脉；LCA.左颈总动脉；RCA.右颈总动脉

四、室间隔缺损

室间隔缺损（ventricular septal defect，VSD）是最常见的先心病，占先心病的20%～50%，可单独存在，也可是复杂先心病的一部分，可分为膜周部型、双动脉瓣下型、隔瓣下型、肌部型。

（一）妊娠早期超声筛查线索

妊娠早期三切面筛查法以筛查复杂先心病为主，单纯的室间隔缺损难以显示其异常，妊娠早期筛出率极低。

妊娠早期心脏小，四腔心切面室间隔容易产生回声失落伪像，彩色多普勒左、右心室血流束容易产生混叠伪像，与室间隔过隔分流不容易区分，易出现假阳性表现，可疑病例需要多切面扫查（病例1），并进行随访。

超过50%的复杂先心病伴发室间隔缺损，在动脉圆锥干畸形中发生率高，以法洛四联症最为常见（病例2）。

（二）病例介绍

病例1

【病史信息】妊娠妇女，36岁，G3P1，妊娠13周，胎儿CRL为68mm，NT为3.2mm，鼻骨可显示，静脉导管A波倒置，腹腔积液，双手内翻，单脐动脉。彩色多普勒四腔心切面可见左心室血流束狭于右心室，三血管气管切面可见"V"形，大动脉连接正常，四腔心切面及左心室流出道切面似见室间隔上端连续性中断，并显示双向过隔分流，提示室间隔缺损，染色体异常为18-三体综合征。

【妊娠早期超声】图6-4-1。

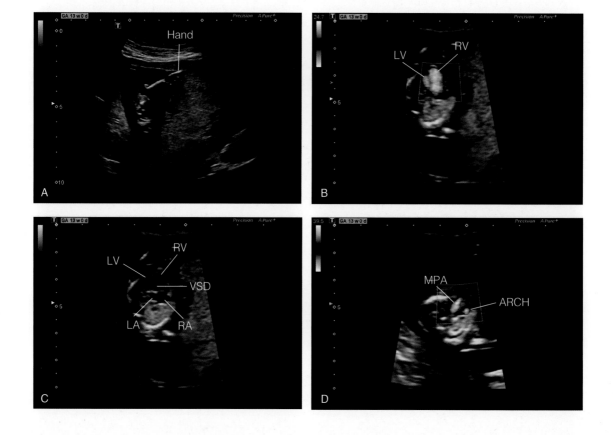

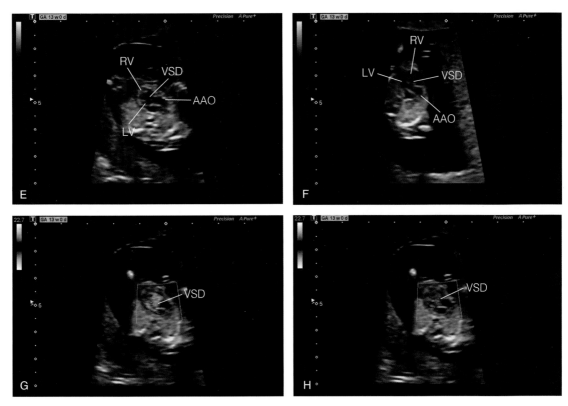

图6-4-1 妊娠13周胎儿室间隔缺损超声所见

A.手内翻；B.彩色多普勒四腔心切面左心室血流束窄于右心室；C.二维超声室间隔上端似见连续性中断；D.彩色多普勒三血管气管切面呈"V"形；E、F.胸骨旁、斜位左心室流出道切面均见室间隔上端连续性中断；G、H.中断处见双向过隔分流。Hand.手；LA.左心房；LV.左心室；RA.右心房；RV.右心室；ARCH.主动脉弓；MPA.主肺动脉；AAO.升主动脉；VSD.室间隔缺损

病例2

【病史信息】妊娠妇女，26岁，G3P0，妊娠13^{+2}周，宫内双胎，F1：CRL为69mm，NT为2.0mm，鼻骨可显示，静脉导管正常；F2：CRL为64mm，NT为1.8mm，鼻骨可显示，静脉导管正常。F1：四腔心切面正常，彩色多普勒三血管气管切面可见单一动脉干，流出道切面可见狭窄的肺动脉、室间隔缺损，考虑法洛四联症，室间隔缺损如下所示。

【F1妊娠早期超声】图6-4-2。

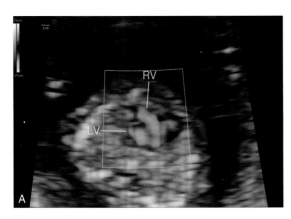

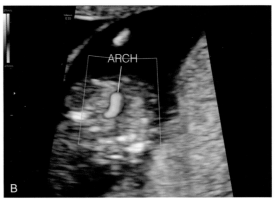

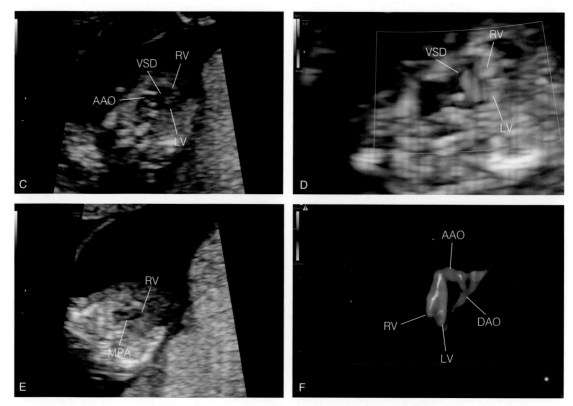

图6-4-2　妊娠13⁺²周胎儿法洛四联症之室间隔缺损超声所见

A.彩色多普勒四腔心切面心室可见对称两束血流；B.三血管气管切面可见单一主动脉样血流束；C.胸骨旁左心室流出道切面可见室间隔上端连续性中断，主动脉骑跨于室间隔缺损上；D.彩色多普勒室水平可见由左向右分流；E.胸骨旁右心室流出道切面可见肺动脉狭窄；F.STIC-HD flow显示左、右心室血流同时注入升主动脉，主动脉弓位于气管的右侧。LV.左心室；RV.右心室；ARCH.主动脉弓；MPA.主肺动脉；AAO.升主动脉；VSD.室间隔缺损；DAO.降主动脉

五、心包囊肿

心包囊肿（pericardial cyst）是一种罕见的心脏良性肿瘤样病变，是胚胎时期原始腔隙未能与其他腔隙融合成心包而单独形成一个囊腔，不与心包相通，右侧心膈角常见，发生率极低，需与心包积液相鉴别。

（一）妊娠早期超声筛查线索

心包腔内见类圆形的囊肿，囊腔不与心包及心腔相通，囊肿较大，可对心腔产生压迫，笔者所见的这例病例，其心包囊肿随着孕龄增加，大小未见明显改变，囊肿对右心室流出道压迫引起前向血流减少，导致肺动脉相对狭窄。

（二）病例介绍

【病史信息】妊娠妇女，34岁，G3P1，妊娠14周，胎儿CRL为84mm，NT为1.4mm，鼻骨可显示，静脉导管正常。彩色多普勒四腔心切面及三血管气管切面未见明显异常，右心室侧壁旁见一大小为16mm×9mm的液性暗区，染色体及微阵列检测未见异常，妊娠18⁺⁵周复查，囊肿大小未见明显改变，但压迫右心室流出道，引起肺动脉狭窄，考虑心包囊肿。

　　【妊娠早期超声】图6-5-1。

　　【妊娠中期超声】图6-5-2。

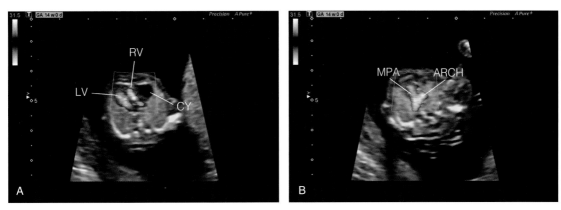

图6-5-1　妊娠14周胎儿心包囊肿超声所见

A.彩色多普勒四腔心切面为右心室血流束窄于左心室，右心室侧壁旁见一囊肿；B.彩色多普勒三血管气管切面为正常 "V" 形。LV.左心室；RV.右心室；ARCH.主动脉弓；MPA.主肺动脉；CY.囊肿

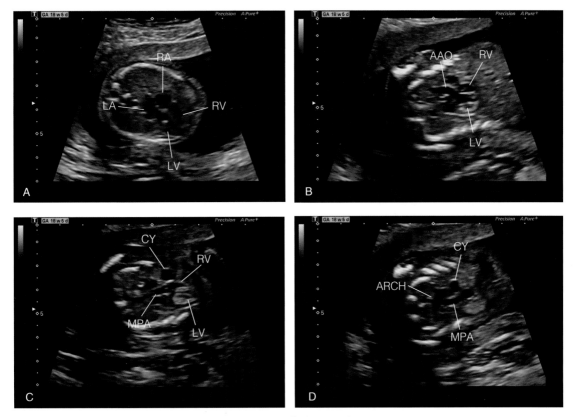

图6-5-2　妊娠18⁺⁵周复查超声所见

A.四腔心切面未见明显异常；B.左心室流出道可显示；C.右心室流出道可显示，囊肿位于右心室前壁前方，大小未见明显改变；D.右心室流出道受压，致肺动脉相对于主动脉狭窄。LA.左心房；LV.左心室；RA.右心房；RV.右心室；AAO.升主动脉；ARCH.主动脉弓；MPA.主肺动脉；CY.囊肿

六、连体双胎心脏共用

连体双胎罕见，其中以胸腹连体常见，约75%存在广泛的心脏共用。

（一）妊娠早期超声筛查线索

妊娠早期容易观察到胸腹融合部，胸腹连体颈部后仰，两面部相对，心脏相连者，表现为复杂的心病畸形。

（二）病例介绍

【病史信息】妊娠妇女，29岁，G2P1，妊娠11^{+4}周，双胎妊娠，F1：CRL为50mm，F2：CRL为48mm，连体双胎，胸腹连体，心脏共用。

【妊娠早期超声】图6-6-1。

【病理解剖】图6-6-2。

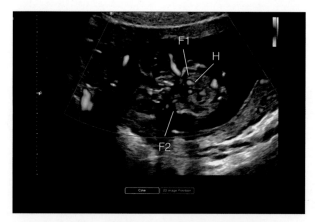

图6-6-1　妊娠11^{+4}周连体双胎超声所见

连体双胎，胸腹连体，共用心脏。H.心脏

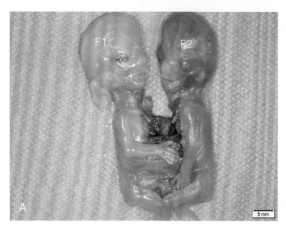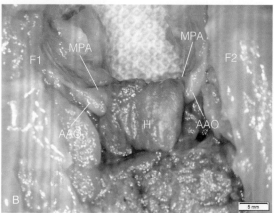

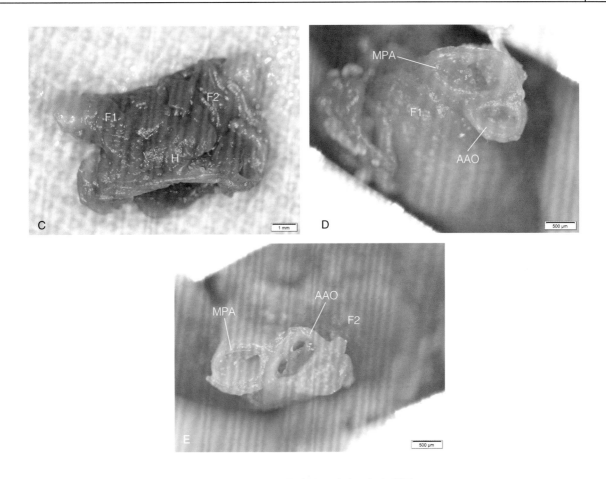

图6-6-2　妊娠12周胎儿心脏病理解剖所见

A.连体双胎，胸腹连体（体视显微镜下放大6.7倍）；B.共用心脏分别从左、右侧各自发出主动脉及肺动脉（体视显微镜下放大8倍）；C.共同心脏上面观（体视显微镜下放大8倍）；D.F1主动脉及肺动脉（体视显微镜下放大20倍）；E.F2主动脉及肺动脉（体视显微镜下放大20倍）。H.心脏；AAO.升主动脉；MPA.主肺动脉

参考文献

李胜利，2014.对中国医师协会超声医师分会《产前超声检查指南(2012)》的深入解读[J].中华医学超声杂志(电子版)，11(4)：266-282.

李胜利，2014.胎儿畸形产前超声与病理解剖图谱——胸腔、心脏和腹部分卷[M].北京：人民军医出版社.

李胜利，2018.早孕期胎儿严重心脏畸形的产前筛查与咨询[J].临床超声医学杂志，20(1)：1-4.

李胜利，2020.早期妊娠胎儿畸形超声诊断[M].北京：北京科学技术出版社.

李胜利，罗国阳，2017.胎儿畸形产前超声诊断学[M].第2版.北京：人民军医出版社.

李胜利，文华轩，2014.11～13^{+6}周早孕期胎儿超声规范化扫查技术及判断标准[J].中华医学超声杂志(电子版)，11(1)：6-8.

李胜利，张葵，田晓先，2016.早孕期胎儿严重畸形的产前超声诊断[J].中华医学超声杂志(电子版)，13(2)：83-95.

钱敏，孙燕，吴青青，等，2007.11～14周正常胎儿心脏超声检查[J].中国医学影像技术，23(2)：268-271.

杨水华，梁蒙凤，覃桂灿，等，2020.早孕期胎儿先天性半月瓣缺如超声诊断与病理解剖对照研究[J].中华超声影像学杂志，29(1)：52-59.

余蓉，李胜利，田晓先，等，2016.早孕期先天性半月瓣缺如的产前超声诊断[J].中国产前诊断杂志（电子版），25(4)：338-341.

郑菊，谢红宁，林美芳，等，2015.四维超声STIC技术检查早孕末期胎儿心脏的可行性探讨[J].中山大学学报(医学科学版)，36(3)：442-448.

中国医师协会，2013.产前超声和超声造影检查指南[M].北京：人民军医出版社.

Aburustum RS, Daou L, Aburustum SE, 2010. Role of ultrasonography in early gestation in the diagnosis of congenital heart defects[J]. Journal of Ultrasound in Medicine, 29(5)：817-821.

Axt-Fliedner R, Kreiselmaier P, Schwarze A, et al, 2006. Development of hypoplastic left heart syndrome after diagnosis of aortic stenosis in the first trimester by early echocardiography[J]. Ultrasound in Obstetrics & Gynecology the Official Journal of the International Society of Ultrasound in Obstetrics & Gynecology, 28(1)：106-109.

Bahado-Singh RO, Wapner R, Thom E, et al, 2005. Elevated first-trimester nuchal translucency increases the risk of congenital heart defects[J]. American Journal of Obstetrics & Gynecology, 192(5)：1357-1361.

Batra M, Gopinathan KK, Balakrishnan B, et al, 2014. The detection rate of cardiac anomalies at 11-13^{+6} week scan using four chamber view and three vessel view[J]. Journal of Fetal Medicine, 1(2)：95-98.

Borenstein M, Cavoretto P, Allan L, et al, 2008. Aberrant right subclavian artery at 11^{+0} to 13^{+6} weeks of gestation in chromosomally normal and abnormal fetuses[J]. Ultrasound in Obstetrics & Gynecology the Official Journal of the International Society of Ultrasound in Obstetrics & Gynecology, 31(1)：20-24.

Borrell A, 2004. The ductus venosus in early pregnancy and congenital anomalies[J]. Prenat Diagn, 24(9)：688-692.

Carvalho JS, 2004. Clinical impact of first and early second trimester fetal echocardiography on high risk pregnancies[J]. Heart, 90(8)：921-926.

Carvalho JS, Moscoso G, Ville Y, 1998. First-trimester transabdominal fetal echocardiography[J]. The Lancet, 351(9108)：1023-1027.

Chelemen T, Syngelaki A, Maiz N, et al, 2011. Contribution of ductus venosus Doppler in first-trimester screening for major cardiac defects[J]. Fetal Diagnosis and Therapy, 29(2)：127-134.

Chowdhury D, Williams KB, Chidekel A, et al, 2017. Management of congenital heart disease associated with Ellis-van creveld short-rib thoracic dysplasia[J]. Journal of Pediatrics, 191：145-151.

Clur S, Ottenkamp J, Bilardo CM, 2009. The nuchal translucency and the fetal heart：A literature review[J]. Prenatal Diagnosis, 29(8)：739-748.

Faiola S, Tsoi E, Huggon IC, et al, 2005. Likelihood ratio for trisomy 21 in fetuses with tricuspid regurgitation at the 11 to 13^{+6}-week scan[J]. Ultrasound in obstetrics & gynecology : the official journal of the International Society of Ultrasound in Obstetrics and Gynecology, 26(1)：22-27.

Florjański J, Fuchs T, Zimmer M, et al, 2013. The role of ductus venosus Doppler flow in the diagnosis of chromosomal abnormalities during the first trimester of pregnancy[J]. Advances in Clinical and Experimental Medicine, 22(3)：395-401.

Galindo A, Gutiérrez-Larraya F, Martínez JM, et al, 2006. Prenatal diagnosis and outcome for fetuses with congenital absence of the pulmonary valve[J]. Ultrasound in obstetrics & gynecology : The official journal of the International Society of Ultrasound in Obstetrics and Gynecology, 28(1)：32-39.

Gembruch U, Knöpfle G, Chatterjee M, et al, 1990. First-trimester diagnosis of fetal congenital heart disease by transvaginal two-dimensional and Doppler echocardiography[J]. Obstetrics & Gynecology, 75(3 Pt 2)：496-498.

Gottschalk I, Jehle C, Herberg U, et al, 2017. Prenatal diagnosis of absent pulmonary valve syndrome from first trimester onwards：novel insights into pathophysiology, associated conditions and outcome[J]. Ultrasound in Obstetrics & Gynecology, 49(5)：637-642.

Haak MC, Bartelings MM, Gittenbergerde-De Groot AC, et al, 2002. Cardiac malformations in first-trimester fetuses with increased nuchal translucency：ultrasound diagnosis and postmortem morphology[J]. Ultrasound in Obstetrics & Gynecology, 20(1)：14-21.

Haak MC, Twisk JW, Van Vugt JM,2002. How successful is fetal echocardiographic examination in the first trimester of pregnancy, [J]. Ultrasound Obstet Gynecol, 20(1)：9-13.

Huggon IC, Ghi T, Cook AC, et al, 2002. Fetal cardiac abnormalities identified prior to 14 weeks' gestation[J]. Ultrasound Obstet Gynecol, 20(1)：22-29.

Huhta JC, 2016. First-trimester screening for congenital heart disease[J]. Current Opinion in Cardiology , 31(1)：72-77.

Hutchinson D, McBrien A, Howley L, et al, 2017. First Trimester Fetal Echocardiography：Identification of Cardiac Structures for Screening from 6 to 13 Weeks' Gestational Age[J]. Journal of the American Society of Echocardiography, 30(8)：763-772.

Messing B, Porat S, Imbar T, et al, 2005. Mild tricuspid regurgitation：a benign fetal finding at various stages of pregnancy：Mild tricuspid regurgitation[J]. Ultrasound in Obstetrics & Gynecology, 26(6)：606-610.

Michailidis GD, Papageorgiou P, Economides DL, 2002. Assessment of fetal anatomy in the first trimester using two-

and three-dimensional ultrasound[J]. British Journal of Radiology, 75(891)：215-219.

Miyabara S, Ando M, Yoshida K, et al, 1994. Absent aortic and pulmonary valves：Investigation of three fetal cases with cystic hygroma and review of the literature[J]. Heart & Vessels, 9(1)：49-55.

Moon-Grady A, Shahanavaz S, Brook M, et al, 2012. Can a complete fetal echocardiogram be performed at 12 to 16 weeks' gestation?[J]. Journal of the American Society of Echocardiography, 25(12)：1342-1352.

Nicolaides KH, 2004. The 11-13^{+6} weeks scan. Fetal Med Foun-dation[M]. Londan：Fetal Medicine Fourdation, 71-88.

Pãtru CL, Tudorache Ş, Marinaş MC, et al, 2019. First Trimester Ultrasound Diagnosis of Right Aortic Arch (RAA)[J]. Curr Health Sci J,45(3):296-300.

Papatheodorou SI, Evangelou E, Makrydimas G, et al, 2011. First-trimester ductus venosus screening for cardiac defects：a meta-analysis[J]. Bjog An International Journal of Obstetrics & Gynaecology, 118(12)：1438-1445.

Pereira S, Ganapathy R, Syngelaki A, et al, 2011. Contribution of fetal tricuspid regurgitation in first-trimester screening for major cardiac defects[J]. Obstetrics & Gynecology, 117(6)：1384-1391.

Quarello E, Lafouge A, Fries N, et al, 2017. Basic heart examination：feasibility study of first-trimester systematic simplified fetal echocardiography[J]. Ultrasound in obstetrics & gynecology：the official journal of the International Society of Ultrasound in Obstetrics and Gynecology, 49(2)：224-230.

Russell N, McAuliffe FM, 2008. First-trimester fetal cardiac function[J] . Journal of Ultrasound in Medicine, 27(3)：379-383.

Smrcek JM, Berg C, Geipel A, et al, 2006. Detection rate of early fetal echocardiography and in utero development of congenital heart defects[J]. 25(2)：187-196.

Syngelaki A, Hammami A, Bower S, et al, 2019. Diagnosis of fetal non-chromosomal abnormalities on routine ultrasound examination at 11-13 weeks' gestation[J]. Ultrasound in Obstetrics & Gynecology, 54(4)：468-476.

Timmerman E, Clur S A, Pajkrt E, et al, 2010. First-trimester measurement of the ductus venosus pulsatility index and the prediction of congenital heart defects[J]. Ultrasound Obstet Gynecol, 36(6)：668-675.

Tretter JT, Steffensen TS, Westover T, et al, 2017. Developmental considerations with regard to so-called absence of the leaflets of the arterial valves[J]. Cardiology in the Young, 27(2)：302-311.

Turan S, Turan OM, Desai A, et al, 2014. First-trimester fetal cardiac examination using spatiotemporal image correlation, tomographic ultrasound and color Doppler imaging for the diagnosis of complex congenital heart disease in high-risk patients[J]. Ultrasound in Obstetrics and Gynecology, 44(5)：562-567.

Vimpelli T, Huhtala H, Acharya G, 2006. Fetal echocardiography during routine first-trimester screening：a feasibility study in an unselected population[J]. Prenat Diagn 26(5)：475-482.

Westin M, Saltvedt S, Almström H, et al, 2007. By how much does increased nuchal translucency increase the risk of adverse pregnancy outcome in chromosomally normal fetuses? a study of 16 260 fetuses derived from an unselected pregnant population[J]. Ultrasound in Obstetrics & Gynecology the Official Journal of the International Society of Ultrasound in Obstetrics & Gynecology, 29(2)：150-158.

Wiechec M, Knafel A, Nocun A, 2015. Prenatal detection of congenital heart defects at the 11- to 13-week scan using a simple color Doppler protocol including the 4-chamber and 3-vessel and trachea views[J] Journal of Ultrasound in Medicine, 34(4)：585-594.

Wiechec M, Nocun A, Wiercinska E, et al, 2015. First trimester tricuspid regurgitation and fetal abnormalities[J]. Journal of Perinatal Medicine, 43(5)：597-603.

Yagel S, Cohen SM, Messing B, 2007. First and early second trimester fetal heart screening[J]. Current Opinion in

Obstetrics & Gynecology, 19(2)：183-190.

Yu R, Li SL, Luo GY, et al, 2016. First-trimester echocardiographic features and perinatal outcomes in fetuses with congenital absence of the aortic valve[J] . Journal of Ultrasound in Medicine, 35(4)：739-745.

Ziade M, Abu-Rustum S, Daou LD, et al, 2016. Are there head volume alterations at 11 to 14 weeks in fetuses with congenital heart defects? A first trimester case series[J]. American Journal of Perinatology Reports, 6(2)：e232-e238.